정주화 한의사의 호흡기 건강 길라잡이
똑똑한 한방치료 A to Z

감기에서 천식까지

책머리에

당신의 호흡은 안녕하신가요?

 주변을 조금만 둘러보면 코로나19 후유증 또는 코로나 19 백신 후유증을 겪는 이들이 의외로 많다. 매년 심해지는 미세먼지와 황사, 대기오염은 또 어떤가. 모두 우리 몸의 면역력을 떨어뜨리고 호흡기 건강을 때로는 심각하게 위협하는 요인들이다.

 필자는 오래 전부터 천식환자들을 위해 한방치료, 생활관리 등에 도움이 될 만한 책을 준비해 오고 있었다. 대표적인 호흡기 질환의 하나인 천식은 잘 관리하면 얼마든지 건강하게 살 수 있지만, 무시하고 그대로 놔두면 악화되는 '두 얼굴'을 가진 병이기 때문이다. 그저 막연한 두려움으로 평생을 움츠리고 살아가야 할 질환도, 오래 가는 감기쯤으로 치부해 버릴 병도 아닌 것이다.

 그러던 와중에 코로나19 바이러스라는 불청객이 우리를 찾아왔고 코로나19 감염증으로 인한 장기후유증, 즉 롱코비드로 이어졌다.

다행히 천식을 다스리는 데 쓰는 한방치료 방법이 롱코비드를 개선시키는 데도 효과적이라는 사실을 알게 되었다. 30여 가지 약재를 넣어 만들어 해수, 천식을 진정시키는 '진해고'(鎭咳膏) 처방이 대표적이다. 그리고 기저질환자나 면역기능 저하자가 주로 코비드19에 희생되는 것을 보고, 이들에게 천식 완해기에 사용하는 폐 기능을 보하고(補肺), 신장 기능을 보하여(補腎) 원기를 보하는 '보폐탕(補肺湯)'으로 면역력을 증진시켜 회복을 돕고 예방에 도움을 주었다. 또한 호흡기에 좋은 약재를 고약처럼 만들어 붙이는 '삼복첩'은 감기를 예방하는 효과가 있었다. 겨울의 병을 여름에 치료하는 '동병하치' 원리에 따른 처방이다.

치미병(治未病)! 병이 나기 전에 다스린다는 말이다. 오랜 시간 많은 환자들을 만나면서 천식을 보다 현명하게 이겨내는 방법을 고민해 왔다면, 이제는 천식에 그치지 않고 여러 가지 호흡기 질환의 예방과 치료를 위해 진심어린 노력을 기울이고 있다. 그 노력이 환자들의 건강으로 이어졌으면 하는 바람으로 책을 쓰고, 오늘도 치료에 최선을 다한다.

정주화 · 한의사

추천사

온가족의 호흡기 건강을 미리미리 챙겨주는 지침서

  오랜 기간에 걸쳐 호흡기 질환의 임상진료를 해온 정주화 박사가 호흡기 건강법을 알려주는 지침서를 펴내 크게 반가운 마음입니다. 한의임상가로서 연일 환자를 만나는 동시에 교육에 여념이 없을 줄로만 알았는데, 여러 해 전부터 이런 책을 준비하고 있었다니 깜짝 놀랐습니다.

  저자와의 인연은 고등학생 시절 이후부터 동문 선후배로, 한의대를 다닐 때는 함께 한의학을 공부하며 배움을 받은 선배로 인연이 깊습니다. 졸업 후에도 늘 가까이하며 지지하고 응원하고 있습니다. 한의학과 환자에 대한 열정이 누구보다 큰 분임을 잘 압니다.

  이 책에서는 그동안 실제로 효과를 보인 치료와 관리 방법을 세세하게 담고 있으니 한 페이지, 한 페이지의 내용이 귀하게 느껴집니다.

내용을 보니 호흡기 건강을 위협하는 여러 가지 요인을 비롯해 늘어나는 천식의 이해와 한방치료, 소아천식, 노인성 천식 등에 대해 세세하게 알려주고 있습니다. 치료방법과 함께 천식과 멀어지는 생활, 미리미리 폐건강법, 감기 다스리기, 기침 잡기 등 생활관리로 호흡기 질환 예방법을 담았으니 호흡기 건강 지침서로 손색이 없습니다.

이 책이 우리를 습격한 코로나19 후유증이나 코로나백신의 후유증으로, 독감을 비롯한 감기로, 오래 가는 만성기침으로, 괴로운 천식으로 지금도 고통받고 있는 환자와 가족들에게 많은 도움이 되기를 바랍니다.

서운교 · 교수
동국대학교 한의과대학 한의학과 호흡기내과

차례

002 • 당신의 호흡은 안녕하신가요?
004 • 온가족의 호흡기 건강을 미리미리 챙겨주는 지침서

01 호흡기 건강 주의보

012 • 코로나19 후유증
015 • 코로나19 백신 후유증
017 • 대기오염과 호흡기
019 • 미세먼지의 습격
022 • 갈수록 심해지는 황사
025 • 흔히 겪는 기침과 가래
028 • 면역기능 저하·기저질환·노인은 요주의
031 • 호흡기에 좋은 진해고

02 천식, 아는 것이 힘이다

036 • 젊은 천식이 늘어난다
040 • 이런 증상이 천식일까?
044 • 왜 천식이 생기나?
052 • 천식의 3가지 증상
055 • 괴로운 천식발작
057 • 천식은 나이를 가리지 않는다

03 천식, 한방으로 치료한다

- 062 • 한방과 양방에서의 천식 진단
- 066 • 양방에서는 어떻게 치료하나?
- 068 • 한의학적으로는 효증, 천증, 효천증
- 070 • 한방치료를 선택하는 이유
- 072 • 한방에서 보는 천식의 원인 ① 효증(哮證)
- 077 • 한방에서 보는 천식의 원인 ② 천증(喘證)

04 10명 중 1명은 소아천식

- 086 • 아이가 천식 진단을 받았다면?
- 088 • 천식 증상을 보일 때
- 091 • 소아천식의 5가지 특징
- 094 • 소아천식의 유형 3가지
- 096 • 소아천식의 30%는 성인까지 간다
- 098 • 증상이 비슷한 소아천식 유사질환
- 101 • 이런 아이가 천식에 잘 걸린다
- 104 • 소아천식 & 단계별 한방치료
- 106 • 양방에서의 치료
- 108 • 이렇게 먹어야 천식과 멀어진다
- 110 • 소아천식에 좋은 운동 & 나쁜 운동
- 113 • 천식을 개선하는 일상생활 수칙

05 만성화되기 쉬운 노인성 천식

118 • 면역력 떨어지는 경우에는 요주의
120 • 노인성 천식의 합병증 2가지
122 • 노인성 천식의 한방치료
124 • 증상이 악화되기 쉬운 겨울

06 천식과 멀어지는 생활

128 • 천식환자를 위한 생활관리 Q & A
136 • 호흡기 건강에 좋은 식습관
141 • 꾸준히 운동하되 강도, 날씨 살펴라
144 • 이렇게 하면 천식과 멀어진다
146 • 천식환자를 위한 건강수칙 20가지
149 • 천식발작시의 응급처치 요령

07 감기 다스리기

154 • 상기도의 염증, 감기증후군
157 • 감기 악화로 찾아오는 기관지염과 폐렴
160 • 어린이 감기는 진행이 빠르다
165 • 얕잡아보면 안 되는 노인의 감기
168 • 겨울 감기가 2주 이상 갈 때는…
170 • 한방에서의 감기 치료

173 • 이것만 지켜도 감기 걱정 없다
176 • 감기를 예방하는 처방, 삼복첩

08 기침 잡기
182 • 기침과 가래가 주증상인 해수
188 • 7가지 한방거담제
191 • 마시면 좋은 건강차

09 미리미리 폐 건강법
196 • 폐가 좋아하는 온도와 습도
198 • 실내의 공기오염을 줄여라
203 • 담배만은 반드시 NO NO NO

01 호흡기 건강 주의보

대기오염이나 미세먼지, 황사, 코로나19 … 호흡기 건강을 위협하는 요인이 늘고 있다. 감기 같은 급성질환부터 만성 폐쇄성 폐질환 같은 만성 질환에 이르기까지 호흡기 질환을 멀리하기 위해서는 제대로 알아야 한다.

코로나19 후유증

호흡기를 통해 전염되는 코로나19 바이러스가 우리를 강타한 지 몇 년, 지금은 병원마다 코로나19 후유증을 호소하는 이들이 늘고 있는 상황이다. 세계보건기구(WHO)는 확진자 중 20~30%가 이같은 후유증을 앓는 것으로 보고 있다.

호흡기 비롯해 위장관, 심혈관 등에 후유증

코로나19 확진, 그리고 완치 판정을 받은 후에도 오랜 기간 몸에 이상 징후가 이어진다면 '코로나19 후유증'이 의심된다. 세계보건기구(WHO)는 확진 후 최소 2개월 이상 지속되는 증상을, 미국 질병통제예방센터(CDC)는 감염 시점으로부터 4주 후에 보이는 증상을 '롱코비드'로 정의

하고 있다. 코로나19는 호흡기에만 감염되는 인플루엔자(독감) 코로나19 후유증과는 달리 호흡기를 비롯해 위장관과 심혈관계, 피부, 신장, 뇌·신경계통의 세포에까지 염증을 일으킨다.

실제로 국내의 한 대형병원의 경우 코로나 후유증 클리닉을 개설하자, 2주 사이에 1천명 이상의 환자가 몰렸을 정도이다. 이 가운데 68%가 기침, 가래 등 호흡기 증상을 호소했다. 다음으로 위·식도 질환, 전신쇠약, 호흡곤란, 기관지염, 두통 환자였다. 전체의 95%가 격리 해제 후 1개월 이내에 이런 증세를 겪었다고 한다.

해외에서는 영국 국립보건연구원과 옥스퍼드대 공동연구팀의 연구결과가 눈길을 끈다. 코로나19 완치자 27만3618명을 조사해 보니 이들 중 37%가 감염 후 3~6개월 사이에 최소 한 가지 이상의 후유증을 겪은 것으로 나타났다. 가장 많은 증상은 우울감과 불안장애(15%)였고 호흡곤란과 복통, 흉통, 피로, 두통, 인지장애, 근육통 순이었다.

코로나19 후유증의 주요 원인

이처럼 롱코비드 증상이 나타나는 주요 원인은 무엇일까. 영국 BBC는 혈전과 작은 혈관의 손상, 면역체계 교란, 코로나19 감염 지속, 신진대사 장애 등을 꼽았다. 코로나바이러스가 우리 몸에 침투한 뒤 여러 장기에 영향을 주면, 이에 대응하는 과정에서 항체가 생산되면서 과잉 면역 반응을 일으키는 것이 원인일 수 있다는 이야기이다.

이처럼 코로나19 후유증이 심각하다 보니 영유아기, 청소년기의 자녀를 둔 부모들의 걱정도 크다. 호흡기 증상은 물론 미각상실, 기타 신경 이상, 골격계 질환 등 저마다 다르게 나타난다. 코로나19 바이러스에 감염이 되더라도 무증상으로 나타나서 모르고 있다가 뒤늦게 코로나19 후유증으로 감염 사실을 알게 되는 경우도 있는 만큼 주의해야 한다.

코로나19 바이러스는 60세 이상, 감염 취약시설 생활을 하는 경우라면 고위험 대상에 해당된다. 하지만 나이를 불문하고 코로나19 바이러스 방어에 대비하는 것이 바람직하다.

한 가지, 흡연자와 간접흡연자 등은 그렇지 않은 이들에 비해 코로나19 감염 위험이 높고 코로나19에 의한 호흡부전 위험 역시 높다는 사실을 알아야 한다. 전자담배를 피우는 경우도 마찬가지다.

따라서 코로나19가 재유행할 가능성이 있는 만큼, 흡연이나 비만 등 고위험이 되는 요인은 개선이 필요하다.

코로나19 백신 후유증

　세계보건기구는 2020년 1월 30일 선포 이후 3년 4개월 동안 국제사회의 공동대응이 필요한 코로나19 국제공중보건위기상황(PHEIC) 선포를 2023년 5월에 해제를 발표했다. 하지만 코로나19가 남기고 간 상처는 아직도 현재진행형이다.

　코로나19 백신은 전세계적인 코로나19 팬데믹 상황에서 정식승인이 아니라 짧은 테스트 기간만을 거쳤다. 미국 FDA로부터 긴급 사용승인(Emergency Use Authorization, EUA)을 받은 몇 가지의 백신을 접종하고 있다.

　그래서인지 코로나19 백신을 맞은 후 부작용으로 힘들어하는 경우가 매우 많다. 개인마다 면역체계가 다르기 때문에 똑같은 백신을 맞더라도 다양한 이상반응이 나타날 수 있는 것이다.

　다행히 최근 코로나19 치료제처럼 정식 허가 전 긴급사용승인된 의약

품으로 인한 부작용으로 고생하는 경우, 국가로부터 피해 보상을 받을 수 있는 길이 열렸다. 올해 개정한 '공중보건 위기대응 의료제품의 개발 촉진 및 긴급 공급을 위한 특별법'(공중보건 위기대응법)이 그것이다.

코로나19 백신 후유증의 주요 증상 체크리스트
① 몸이 무겁고, 발열이나 고열이 나는 경우
② 열이 나는 것 같은데 체온은 정상인 경우
③ 소화불량, 복통, 설사를 동반하는 경우
④ 기침, 가래, 구강 건조함 등이 있는 경우
⑤ 불면과 접종으로 인한 스트레스가 있는 경우

이런 후유증을 다스리려면 환자의 체질과 증상에 따라 도움이 되는 한약을 적절하게 쓰면 도움이 된다. 예를 들어 감염성 염증 치료와 발열, 오한 등의 호흡기 증상에는 시갈해기탕을 처방하면 효과가 있다. 또한 호흡기와 소화기, 신경계 등 신체 전반에 여러 증상에는 귀비탕, 사삼맥문동탕, 곽향정기산 등 한약을 처방할 수 있다.

대기오염과 호흡기

호흡기 건강을 위협하는 요인 중의 하나가 대기오염이다. 차량이나 공장, 발전소 등에서 나오는 산업 오염물질로 인한 대기오염은 환경에 미치는 영향뿐만 아니라 인간의 건강에도 많은 위험을 초래한다.

대기오염과 호흡기 질환의 관계는 과학적으로도 입증돼 있다. 대기오염으로 인한 호흡기 질환은 주로 폐기능 저하, 호흡곤란, 기침, 가슴통증 등의 증상을 유발할 수 있다. 세계보건기구(WHO)는 실외공기 오염으로 인해 매년 약 420만 명의 조기 사망자가 발생한다고 밝혔다.

특히 어린이, 노약자처럼 취약한 경우에는 그 정도가 더한데 기존에 호흡기 질환이 있는 경우에는 더욱 주의해야 한다.

대기오염은 다양한 유해물질들로 구성되어 있다. 대기 중에 존재하는 미세먼지(PM), 이산화질소(NO2), 오존(O3), 이산화황(SO2) 같은 오염물질은 기도를 자극해 기침, 호흡곤란 같은 증상으로 이어질 수 있다.

대기오염에 오랜 기간 노출되는 경우 천식, 기관지염, 심지어 폐암과 같은 호흡기 질환이 생기거나 악화될 수 있다.

대기오염으로 인한 호흡기 질환을 예방하려면 첫째, 공기청정기를 쓰거나 환기를 자주 시켜 실내공기를 깨끗하게 유지하는 것이 좋다.

둘째, 미세먼지가 심할 때는 마스크를 써서 외부에서 들어오는 대기오염 물질로부터 호흡기를 보호한다.

셋째, 대기오염이 심한 곳에서는 외출을 줄이고 실내에서 활동하는 것이 좋다.

평소 건강한 호흡기, 건강한 폐를 유지하려면 금연, 규칙적인 운동, 영양의 균형을 맞춘 식단 등은 기본이다.

물론 대기오염을 줄이기 위해서는 차량과 산업에 대한 엄격한 배출 기준과 깨끗하고 재생 가능한 에너지원으로 바꿔가는 정부 차원의 변화, 어린이들이 오랜 시간 거주하는 학교의 환기시스템 등도 필요하다

미세먼지의 습격

언제부턴가 미세먼지가 일상의 위험으로 다가왔다. 미세먼지 또한 호흡기 질환의 위험을 높인다. 특히 높은 농도의 미세먼지는 기관지, 폐부 손상, 심혈관계 질환, 알레르기 등을 유발할 수 있다.

미세먼지에 주의해야 할 이유는 미세먼지는 머리카락 지름의 6분의 1에 해당해 호흡기에 쌓인다. 심지어 초미세먼지는 미세먼지 지름의 4분의 1이라니 더더욱 주의하는 것이 좋다.

미세먼지는 누구나 피해야 하지만 기관지가 안 좋거나 기관지가 약한 어린이, 노인, 임산부, 기저질환이 있는 경우에는 최대한 미세먼지, 초미세먼지에 주의한다.

연구에 따르면 미세먼지는 폐암 발병의 직접적인 원인 중 하나이다. 미세먼지가 10마이크로그램 상승하면 폐암 발생 위험이 22% 증가하고, 초미세먼지가 5마이크로그램 상승하면 폐암 발생 위험이 18% 증가한다는 보고가 있다.

또한 감기, 천식, 기관지염 등의 호흡계 질환에 걸릴 수 있는 것은 물론 안구질환, 피부질환 등 각종 질환에 걸리기 쉽다.

따라서 미세먼지 농도가 높은 날에는 실외활동을 최소화하고 마스크를 착용하는 것이 좋다. 건강한 식습관을 유지하여 면역력을 강화하는 것도 중요하다.

여기서 잠깐

미세먼지 차단 마스크 고르기

미세먼지 차단용 마스크를 고를 때는 미세먼지 차단 호흡기 보호기능이 있는 '보건용 마스크'를 착용한다.

약국이나 편의점 등 일반 마트에서 판매하는 보건용 마스크에는 미세먼지입자 차단 성능을 KF80, KF94 등등 표시가 되어 있다. 숫자가 클수록 미세입자를 차단하는 효과가 크지만 숨쉬기 답답할 수 있으니 미세먼지 수준과 개인별 호흡량을 고려해 적당한 제품을 선택한다.

또한 마스크는 세탁하거나 오래 지난 마스크는 차단효과가 사라진다. 특히 사용한 제품은 이미 오염되었으므로 재사용을 피하는 것이 좋다.

환기의 경우에는 평소에는 실내환기를 적당히 해주되, 미세먼지가 많은 날에는 자제하는 게 좋다.

또한 물을 자주 마시는 것이 좋다. 물을 자주 마시면 체내 수분량을 유지해 바이러스의 침입을 막는 데 도움이 된다. 이때 차가운 물보다는 따뜻한 온도의 물을 마시도록 한다.

평소 호흡기가 약한 경우에는 다니는 병원에서 정기적으로 호흡기 질환 검진을 받는 것이 좋다.

갈수록 심해지는 황사

해마다 심해지는 황사 속에는 구리, 납, 실리콘, 알루미늄, 카드뮴 등 유해물질이 있다. 때문에 황사에 노출되면 눈, 피부 등에 자극을 주고 알레르기 질환이 악화되기 쉽다. 또한 황사나 미세먼지로 인한 재채기가 척추에 부담을 주어 급성 요추염좌, 심하면 디스크탈출증을 만들 수 있다. 갑자기 기침을 하면 배에 힘이 들어가고, 복압이 상승하면 앞뒤로 강하고 빠른 반동이 생긴다. 이 충격이 척추근육과 디스크에 부담이 된다.

황사 나타나면 호흡기 건강주의보

무엇보다 호흡기에 미치는 영향이 크다. 황사로 인한 호흡기 질환을 예방하려면 목이 건조해지지 않도록 말을 많이 하지 말고, 자극이 심한 담배는 삼간다. 물을 많이 마셔 목이 건조해지지 않게 하는 것이 가장 좋다. 물은 하루 1.5~2L 정도 천천히 조금씩 나눠 마신다. 차가운 물보다는 체온과 비슷한 온도의 물, 따뜻한 물을 마신다.

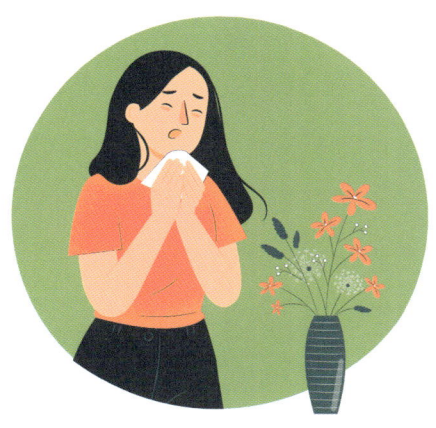

만약 황사 발생 12시간 이내에 기침, 가래, 콧물, 가슴 답답함, 쌕쌕 거림 등 호흡기 증상이 생기면 호흡기내과를 찾아 진료를 받는 것이 좋다. 기관지 천식, 만성폐쇄성폐질환 환자의 경우에는 숨찬 증상이 심해지면 바로 응급실을 찾아야 한다.

해마다 황사철에는 알레르기성 비염이 심해지는 만큼, 미리 병원을 찾아 비염 증상을 완화시키는 것도 중요하다.

황사주의보가 내리는 날은 외출을 삼가는 것이 좋다. 외출하는 경우에는 황사마스크 등을 써서 영향을 최소화시키는 게 좋다.

호흡기에 좋은 한방차

똑같이 황사에 노출되더라도 체력이나 면역력이 떨어져 있을 때 유해물질로 인한 피해가 더 크기 마련이다. 따라서 유해물질이 빠르게 배출되도록 호흡기 건조를 막아주고 유해물질로 인한 염증을 완화시키는 효과가 있는 한방차를 마시면 좋다. 기관지나 폐에 좋은 약재로는 도라지, 오미자, 맥문동, 숙지황, 당귀와 천궁 등이 대표적이다.

다만 자신의 몸과 잘 맞는지 살펴야 한다. 숙지황은 위장에 부담을 줄 수 있어서 비위가 약하면 주의해야 하고, 천궁은 열이 뜨거나 기혈이 허약한지 보고 써야 한다. 특히 여러 약재를 섞어 복용하고 싶다면 한의사와 상의하는 것이 바람직하다.

도라지차

사포닌 성분이 진통, 항염 작용을 한다. 한방에서는 폐나 기관지에 좋은 약재로 쓰인다. 폐의 기운을 좋게 하므로 기침, 가래가 생기는 것을 막아준다. 차로 마실 때는 도라지와 감초를 2대 1로 섞어서 푹 달여 마신다. 기관지가 약한 아이나 기침이 심한 어르신의 반찬으로도 좋다.

오미자차

오미자는 성질이 따뜻하면서도 건조하지 않아 폐에 좋은 작용을 한다. 기관지의 히스타민 수축 작용을 완화시켜 기침을 억제하고, 오미자 추출물을 정맥에 주사하면 호흡을 촉진시킨다는 보고가 있다

맥문동차

폐에 작용해 열을 내리고 부족한 진액을 보충함으로써 가슴이 답답하거나 목이 마르거나 기침이 나는 것을 치료한다. 호흡이 잘 이뤄지도록 하는 기관지 세척액의 단백질량을 줄여 호흡을 돕는다.

흔히 겪는 기침과 가래

기침과 가래, 두 가지는 흔히 겪는 증상이지만, 제대로 관리하지 않으면 불편을 초래할 수 있다.

가래

가래는 우리 몸에서 비인두, 기관지, 폐 등 호흡기에서 생기는 점액의 덩어리로, 기침을 통해 몸 밖으로 배출된다. 때로는 끈적거리고 불쾌한 느낌을 준다.

가래가 많이 생기는 이유는 다양한데, 그 중 하나는 공기오염이다. 미세먼지나 황사와 같은 공기 중의 유해물질이 호흡기에 들어오면 가래를 만들 수 있다. 또한 오랜 시간 공기가 건조한 상태에서 지내거나, 흡연이나 알레르기와 같은 외부 요인도 가래 발생을 촉진시킬 수 있다.

가래가 생길 때는 충분한 수분 섭취가 중요하다. 몸 내부의 수분이 부족하면 가래가 건조해지고 끈적거리는 느낌이 더욱 심해진다. 공기의 습도를 유지하는 데도 신경 쓴다. 건조한 공기가 가래를 유발할 수 있으므로, 가습기를 쓰거나 실내에 물을 뿌려 공기를 촉촉하게 유지하는 것이 좋다.

기침

기침은 이상한 물질이나 가래를 제거하기 위한 우리 몸의 자연스러운 반응이다. 하지만 지나치게 자주 나타나거나 지속적으로 나타난다면 주의가 필요하다.

기침은 다양한 원인으로 발생한다. 가장 흔한 원인은 감기나 독감과 같은 감염질환이다. 또한 기관지염, 천식, 폐렴 등 호흡기 질환과도 관련이 있을 수 있다.

기침을 관리하기 위해서는 휴식을 취하는 것이 좋다. 몸이 피로하거나 스트레스를 받으면 기침이 더욱 심해질 수 있다.

또한 온도와 습도를 조절해 몸을 따뜻하게 유지한다. 추운 날씨에는 목과 가슴을 따뜻하게 감싸고, 실내에서는 온도와 습도를 적절하게 조절하여 몸을 편안하게 하는 것이 좋다.

평소 규칙적인 운동을 하는 것도 도움이 된다. 운동으로 호흡기 운동량을 늘리고 호흡근육을 강화시키면 호흡기가 튼튼해진다.

관계가 없을 것 같지만 올바른 자세에도 신경을 쓰는 것이 좋다. 올바른 자세를 유지하면 호흡이 원활하게 이루어지고 기침을 예방하는 데 도움이 된다.

건강한 식습관을 유지하는 데도 신경 쓴다. 식이섬유가 풍부한 과일과 채소를 섭취하고, 술과 담배는 피하는 것이 좋다

면역기능 저하·기저질환·노인은 요주의

면역체계에 이상이 있거나 전반적으로 면역력이 약해지는 노인의 경우에는 호흡기 건강에 더욱 주의가 필요한 대상이다.

자가면역질환

면역체계에 이상이 생기는 경우로 대표적인 것이 자가면역질환이다. 면역체계가 신체의 건강한 세포와 조직을 잘못 공격하는 질환으로, 호흡기를 포함한 다양한 장기와 시스템에 영향을 미칠 수 있다. 자가면역질환으로 인한 면역체계의 기능장애가 만성염증, 조직손상, 호흡기 구조를 표적으로 하는 자가항체의 발생을 유발할 위험이 있다.

또한 자가면역질환의 치료를 위해 쓰는 면역억제제가 호흡기 감염의 위험을 높이는 경우가 있다.

　예를 들어 류머티스 관절염, 전신 경화증, 전신 홍반성 낭창과 같은 자가면역질환 환자에게는 폐 조직의 염증과 흉터가 특징인 간질성 폐질환이 흔히 발생한다. 전신 경화증, 전신 홍반성 낭창 같은 자가면역 질환에서는 폐동맥의 혈압이 증가해 우측심부전을 초래할 수 있다. 류머티스 관절염, 녹농증 같은 자가면역질환은 기관지염, 기관지전염과 같은 폐쇄성 기도질환을 유발할 수 있다.

　때문에 이런 자가면역질환이 있다면 호흡기 합병증을 조기에 발견하고 치료하는 것이 매우 중요하다. 흡연자라면 자가면역질환을 악화시키고 호흡기 건강에 해가 되는 만큼 금연한다.

기저질환자

　호흡기 질환, 심뇌혈관 질환 등의 위험요인은 가지고 있는 기저질환자가 오랜 시간 미세먼지나 황사, 대기오염 등에 계속 노출된다면 악화될 수 있다.

　때문에 평소 적절한 치료와 함께 건강관리에 신경을 쓰는 것이 바람직하다. 미세먼지 예보를 잘 확인해 나쁨인 경우는 외출을 줄이고 활동량도 줄인다. 외출할 때는 마스크를 꼭 쓰도록 한다. 증상이 악화되는 경우에는 즉시 병원에 간다.

노인

호흡기 질환은 노인 사망의 주요 원인 중 하나이다. 나이가 들수록 호흡기의 감염과 질병에 더 취약해진다.

흡연을 하는 경우에는 위험성이 더 높아진다. 흡연은 만성 폐쇄성 폐질환(COPD), 폐암, 폐기종을 포함한 호흡기 질환의 주요 원인 중 하나이다. 호흡기 건강을 위해서는 금연하고, 간접흡연도 호흡기 질환을 일으킬 수 있는 만큼 피하는 것이 좋다.

평소 규칙적인 운동으로 폐 기능을 잘 유지하고 호흡기 건강을 살펴야 한다. 과일과 야채가 풍부한 식단도 중요하다. 여러 요인으로 인한 손상으로부터 폐를 보호해 주는 항산화효과가 풍부하기 때문이다.

또한 노년기에 오는 호흡기 감염을 예방하기 위해 인플루엔자와 폐렴구균 예방접종을 권한다.

호흡기에 좋은 '진해고'

진해고(鎭該膏)를 만들기 위해서는 먼저 진해거담에 좋은 배, 홍시, 호박의 즙을 낸 다음 호도, 은행, 밤, 행인, 오미자, 생강 등 30여 가지의 약재를 넣고 달인다. 그 약물에 찹쌀을 넣어 죽을 쑨 후 꿀과 참기름을 첨가해 약조청을 만든다. 들어가는 여러 가지 재료에서도 알 수 있듯이 재료 하나하나가 호흡기 건강에 좋은 처방이다. 하지만 잘 알려져 있지 않은 처방으로 쉽게 접하기 힘든 약이다.

기침과 해소 천식을 진정시키는 처방, 진해고

'진해고'는 그 이름에서도 단적으로 말해 주듯이 기침과 해소 천식을 진정시켜 주는 약이다. 어린아이부터 임산부까지 모두에게 적용될 수 있는 순수자연처방이다. 특히 노인들의 만성적인 해소 천식에 효과가 좋은 비상약으로 손색이 없다.

또한 기침, 해소 천식의 치료뿐만 아니라 호흡기가 약한 사람에게는 약한 호흡기를 보강해 주는 효능이 있어서 권할 만하다.

코로나 후유증으로 인한 오랜 기침, 해소 등의 호흡기 증상에도 진해고가 도움이 된다. 기침을 멎게 하고 가래를 없애주는 진해 거담(鎭咳 祛痰) 작용 덕분이다.

바로 삼키지 말고 입속에 머금고 있다 삼켜라

진해고는 쉽게 말하면 약으로 조청을 내린 것으로, 맛이 쓰거나 역하지 않고 꿀처럼 부드러운 약엿(액체)으로 되어 있다. 바로 삼키지 않고 입속에 조금 머금고 있다가 천천히 삼키는 방법으로 복용하면 약의 효능이 더 높아진다.

진해고는 1일 3회씩 복용한다. 성인 기준으로 1회 3g씩(약 1티스푼)을 복용하면 되는데, 공복에 복용하는 것이 효과적이다. 한 단지가 약 950g이므로 석달 조금 넘게 복용할 수 있는 분량이다. 만약 영유아이면 3분의 1스푼, 소아이면 2분의 1스푼 정도로 양을 줄이는 것이 좋다. 이것을 기준으로 상태를 보아가며 증량해도 된다.

한 가지 주의해야 할 것은 진해고를 복용할 때 젖은 수저나 침이 묻은 수저를 사용하지 않도록 한다.

오래 보관할 때는 냉장보관

꾸준하게 복용할 때는 상온에 두면 된다. 단 기존의 방법대로 단지 안에 있는 속뚜껑과 고무줄을 이용해 밀봉한다.

만약 오랜 기간 복용하지 않거나 복용기간이 길어져서 3개월이 훨씬 넘어갈 때에는 가급적 냉장보관하는 것이 안전하다. 냉장보관을 하더라도 효능이나 약의 맛에 변화가 생기지 않는다. 다만 조금 굳어질 뿐이다

02 천식, 아는 것이 힘이다

국내에는 약 150만 명의 천식 환자들이 치료를 받고 있다. 진단되지 않은 환자까지 포함하면 약 250만 명에 이르는 것으로 추정된다.

젊은 천식이 늘어난다

우리나라 국민의 5~10%가 앓고 있는 대표적인 기관지 질환이 천식. 알레르기 염증으로 인해 기관지가 좁아지고 숨이 차서 기침이나 쌕쌕거림 등 증상이 나타나서 괴로운 질환이다.

젊은층에서도 높아지는 천식 유병률

천식은 주로 60~70대 이상 고령층에서 발생하는 것으로 알려져 있다. 실제로 국내 고령화 추세에 따라 65세 이상 천식 환자가 많다.

하지만 다양한 연령에서 관심을 가져야 하는 질환이 천식이다. 한 예로 최근 20대의 천식 유병률이 높아지고 있다. 10년 사이에 약 7배 이상 늘어났고, 20대 100명 중 5명은 천식을 앓고 있다는 연구 결과가 나와 있다. 서울아산병원 호흡기내과 연구팀이 2007~2018년 국민건강 영양조사 기반 9만 2,000여 명의 데이터를 분석한 결과에 따르면, 20대의 천식 유병률이 2007년 0.7%에서 2018년 5.1%로 큰 폭으로 증가했다는 내용이 그것이다.

천식이 많이 나타난 연령대인 70대 천식 유병률은 2018년 기준 4.6%이고 60대의 경우 3.8%인 것에 비해 20대 천식 유병률이 전 연령대 중에서 가장 높았다.

정확한 원인은 밝혀진 바 없지만 알레르기 비염, 아토피 피부염이 천식 발병과 관련이 있는 것으로 본다. 실제로 알레르기 비염, 아토피 피부염이 최근 증가하는 것과 국내 20대 천식 유병률 상승의 상관관계가 높은 것이다. 20대 알레르기 비염 유병률은 2007년 17.2%에서 2018년 23.5%로, 아토피 피부염은 2007년 5.9%에서 2018년 11.7%로 크게 상승했다.

또한 전체 연구기간 동안 20대 천식 환자 중 알레르기 비염 환자 비율이 44.6%인 반면 천식을 앓고 있지 않은 사람은 20.6%였고, 20대 천식 환자 중 아토피 피부염 환자 비율은 25.3%인 반면 천식을 앓고 있지 않은 사람이 8%로 적었다.

젊은 층은 천식이 자신과 거리가 멀다고 생각하여 이를 방치하기 쉬운데 호흡 곤란, 지속적인 이유 모를 기침, 쌕쌕거림 등 천식의 3대 증상이 나타나면 반드시 전문의를 찾아서 진단, 치료를 통해 관리하는 것이 중요하다. 특히 기침이 1개월 이상 지속되거나, 감기가 잘 낫지 않으면 천식을 의심해 봐야 한다

미세먼지, 황사 … 날로 심해지는 대기오염

천식 환자가 왜 이렇게 늘고 있는 것일까. 미세먼지나 황사 등 대기오염이 심해지는 것도 천식 발병률을 높이는 원인이다. 환경과 건강은 밀접한 관련이 있는 주제 중 하나로, 대기오염은 공기 중에 존재하는 유해물질로 인해 환경과 건강에 부정적인 영향을 미치는 것을 말한다. 늘어나는 자동차 배기가스, 공장 폐기물, 연탄, 유류 연소 등 다양한 요인으로 인해 대기 중에 미세먼지, 이산화질소, 오존같은 여러 가지 유해물질이 날로 증가하고 있다.

실내공기 오염에 경각심 가져야

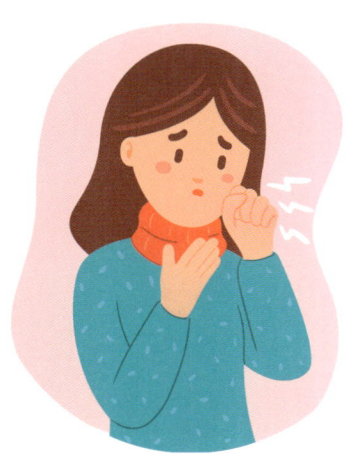

바쁜 현대인들은 하루 중 80~90% 이상 실내에서 생활하기 쉬운데, 실내공기 오염도 생각보다 심각하다. 밀폐된 집안에서 나오는 미세먼지, 각종 알레르기 유발물질은 천식이 생기고 증상이 악화될 수 있다. 평소에 집안의 주기적인 환기와 청소, 공기정화 등에 더 신경을 써야 하는 이유이다.

또한 영유아기의 어린 아이들의 경우

천식에 대한 유전인자가 없더라도 실내공기오염, 간접흡연 노출 등으로 발병할 수 있는 만큼 각별한 주의가 필요하다.

유전과 관련해서는 자녀에게 천식이 유전되는 비율은 부모 중 한명이 천식을 앓으면 약 40%, 모두가 앓으면 약 70%에 이른다.

아울러 반려동물을 키우는 가정이 급증하면서 반려동물 주인의 약 25%가 천식 증상을 보이는 것도 특징 중 하나이다.

소아천식과 노인성 천식의 차이

소아청소년기와 노인의 천식 발병기전은 차이가 있다. 소아천식의 주요 원인은 집먼지 진드기, 꽃가루, 반려동물로 인한 아토피로 많이 생긴다. 반면 노인 천식은 아토피 관련성이 소아에 비해 낮고 흡연, 대기오염, 노령에 따른 폐 기능 감소 등과 연관돼 있다.

이처럼 천식의 발병 연령과 원인이 다변화하고 있다. 천식은 당뇨병 같은 만성질환으로 꾸준히 관리하면 일상생활을 하는 데 무리가 되지 않는 질환 중 하나이다. 천식을 개선, 관리하려면 저마다의 특징과 환경에 따라서 치료하는 것이 효과적이다.

이런 증상이 천식일까?

　환자들과 상담을 하다 보면 가장 많이 받게 되는 질문이 바로 "선생님, 제가 이런 증상을 가지고 있는데 이런 게 천식일까요?" 하는 것이다. 질문을 하는 사람 중에는 감기에 걸리면 감기가 오래 가거나, 기침이 한 달째 계속되고 있거나, 조금만 움직이거나 걸어도 숨이 차는 증상을 호소하는 내용들이 가장 많다.

두 얼굴을 가진 천식

　천식이란 어찌 보면 재미있는 병이다. 천식에 대한 사람들의 반응은 딱 두 가지이다. 극심한 공포와 또 하나는 지극한 무관심이다. 전자는 아무래도 영화나 드라마 등을 통해 간접적으로 얻게 되는 경험에서 오는 반응이 아닌가 싶다. 영화나 드라마에 나오는 천식 환자는 항상 흡입기를 가지고 다니면서 너무나도 유약한 모습으로 활달하게 노는 또래 친구들을 부러운 눈으로 바라보는 모습을 하고 있다. 또 조금만 무리해도 갑자기 찾아오는 호흡곤란으로 금방이라도 죽을 것처럼 괴롭다. 이런 모습을 상상해 온 사람들에게는 천식이란 그야말로 공포 그 자체이다.

반대로 대수롭지 않게 여기는 사람은 천식이 그저 기침이 오래 가는, 조금 귀찮은 병일 뿐이다. 어렸을 때 잠깐 앓다가도 크면서 저절로 없어지는 그런 병이다.

천식이 갖고 있는 다양한 얼굴 중에 위의 두 모습이 모두 들어 있는 것이 사실이다. 하지만 위에 말한 두 가지의 반응 모두 천식을 항상 접하고 치료하고 관심을 갖고 있는 나에게는 조금은 실망스러운 반응이다. 천식은 그저 막연한 두려움으로 평생을 움츠리고 살아가야 할 질환도, 오래 가는 감기쯤으로 치부해 버릴 병도 아니다. 잘 관리하면 건강하게 얼마든지 잘 살 수 있지만 무시하고 그대로 놔두면 악화되는 병이다. 끊임없이 관심과 사랑을 요구하는 어린아이와도 같다.

천식을 충족시키는 조건

자신이 천식인지, 아닌지 의심스러워하는 사람들을 위해 어떤 경우에 천식이라는 진단을 받게 되는지 보자.

여기서 잠깐

기관지를 알면 천식이 쉬워진다

'기관'은 입과 코에서부터 시작해 폐에 이르는 원통 모양의 숨길이고, 기관에서부터 두 개의 관으로 나누어져 폐에 연결되는 부분이 기관지이다. 이 둘은 호흡할 때 코나 입으로부터 들어오는 공기가 이동하는 통로이자, 먼지나 불순물을 '가래' 형태로 내보낸다.

기관지의 모양을 살펴보면 기관지의 바깥쪽은 '평활근'이라는 일종의 근육으로 둘러싸여 있고 안쪽은 점막이다. 이 평활근은 내 의지대로 넓혔다, 좁혔다 할 수 있는 것이 아니라 자율신경의 지배를 받는다. 알레르기 물질이 호흡기로 들어오면 알레르기 반응으로 평활근이 바짝 오므라들어서 숨길이 좁아진다. 바깥에서만 줄어드는 것이 아니고 안쪽에서는 안쪽대로 점막이 부어올라서 기도가 더욱 좁아지면 호흡이 곤란해지는 것이다.

천식(喘息)은 글자 그대로 풀이하자면 헐떡거리면서 숨을 쉬는 괴로운 상태를 말한다. 이런 상태는 비단 기관지 천식에서만 오는 것이 아니라, 심장에 병이 있을 때에도 호흡곤란과 기침 등 우리가 알고 있는 천식 증상이 오기도 한다. 하지만 보통 천식이라 하면 기관지 천식을 말하며, 많은 경우 기관지 천식의 원인은 알레르기성이기 때문에 알레르기 천식이라고 부르기도 한다.

천식은 우리가 숨을 쉴 때 들어오는 다양한 물질에 대해 기관지가 매우 과민한 반응을 일으켜 기관지, 기도의 점막이 부어오르고 기관지가 좁아져서 기침이 나고 호흡이 곤란하며 쌕쌕거리는 소리가 나는 질환이다.

다시 말해 천식을 충족시키는 조건은 세 가지이다.

첫째는 기관지의 과민한 반응

둘째는 기침과 호흡곤란, 천명 등의 증상

셋째는 기도의 염증

왜 천식이 생기나?

왜 천식이 생기는 것일까? 기관지 천식은 사실 선진국병이라 불릴 만큼 개발도상국보다는 미국이나 유럽, 일본 등 선진국에서 환자가 많다. 우리나라도 천식 환자가 해가 다르게 늘어가고 있으니 선진국 대열에 끼었다고 볼 수 있는 것인지도 모르겠다.

도대체 왜 천식이란 질환이 생기고, 또 환자수가 점점 늘어가는지 확실한 이유는 알 수 없지만 생활이 서구화되고 대기오염이 심각해지는 점, 또 모유 수유를 기피함으로서 영유아의 면역력이 떨어져서 그렇지 않은가 하는 분석이 일반적이다. 또 직업성 천식이라고 해서 직업상 취급하는 물질이나 환경 등으로 인해 직업과 관련해 새로 생기는 천식뿐 아니라 기존의 천식이 악화되는 경우도 있다.

그러면 천식 증상이 나타나는 원인에 따라 구체적으로 분류하고, 더 알아보기로 하자.

외인성 천식(알레르기성 천식)

 외인성 천식이란 외부의 원인으로부터 일어나는 천식이다. 즉 알레르기성 천식이다. 요즘 사람들에게 '알레르기'는 매우 친숙하고도 가까운 존재가 되었다. 극히 심각한 상황을 불러 오는 심한 알레르기가 아니더라도 살아오면서 알레르기 반응 한 번쯤은 대부분 겪어 봤을 것이다. 예를 들어 음식을 먹고 생기는 두드러기도 알레르기 반응이다.
 외인성 천식의 경우 개인의 알레르기성 체질과 밀접한 관련이 있기 때문에 각종 알레르기 질환을 동시에 앓는 경우가 많다. 예를 들어 천식을 가지고 있는 환자 중에는 많은 경우 알레르기성 비염, 아토피성 피부염 등을 함께 가지고 있다.
 천식 환자는 이런 알레르기 반응이 특히 기관지에서 일어난다는 것이 다른 점이다.
 어떤 것에 대해 알레르기 반응을 보이느냐는 개개인에 따라 매우 다양하다. 흔히 가장 잘 알려진 것들로는 집먼지 진드기, 바퀴벌레의 배설물, 꽃가루, 애완동물의 털이나 비듬, 곰팡이, 세균, 먼지, 우유, 달걀, 견과류, 생선, 복숭아, 메밀 등 헤아릴 수 없이 많다. 사람마다 어떤 인자에 대해서 알레르기 반응을 나타내는지 너무 다양하다. 때문에 본인이나 가족의 세심한 관찰 혹은 병원검사를 통해서도 항원을 알아내기가 어려운 경우가 다반사다. 각자의 신체적 특성에 따라서 그만큼 다양한 반응을 나타낸다.
 중요한 사실은 어떤 인자에 대해서 천식 증상을 나타내느냐보다도 알레르기를 일으키는 항원에 노출되면 반응을 일으킬 만큼 기관지가 민감해져 있다는 사실이다. 즉 바깥의 자극에 남들보다 쉽게 반응함으로써 천식이 나타난다는 것이다. 이는 면역기능이 저하되어 있다는 증거이다. 그래서 천식이 있으면 감기에 더 잘 걸릴 수 있는 상태이고, 전반적으로 신체적으로 컨디션이 저하된다.

알레르기가 있는 사람은 최대한 노력해서 항원을 알아내는 것도 중요하다. 하지만 알아내는 자체도 어렵거니와 알아낸다 하더라도 가령 집먼지 진드기나 먼지가 항원이라면 이를 100% 제거하거나 피한다는 것은 거의 불가능한 것이 현실이다.

따라서 눈에 보이는 것보다 더욱 근본적인 치료에 접근하는 것이 보다 적극적인 치료라고 생각한다.

내인성 천식

내인성이라 하면 위에서 말한 외인성의 반대 개념으로, 알레르기성으로 일어나는 천식이 아닌 다른 질환이나 내부의 원인으로부터 비롯되는 천식이다.

흔히 '천식'이라 하면 보통 당연히 기관지 천식이나 알레르기 천식을 떠올리는 경우가 많은데 천식은 기관지 천식이나 알레르기 천식을 포함하는 넓은 개념이다.

천식 증상은 심장질환으로 인해 올 수 있으며 기타 신장질환, 폐질환 등의 합병증으로 올 수도 있다. 또 호흡기가 바이러스, 세균에 감염되어 나타날 수 있으며 오랫동안 흡연을 한 사람도 천식에 걸릴 수 있다.

실제로 담배를 오래 피운 노인들은 노년기에 해소 천식으로 고생하는 경우가 많다. 이밖에 감기가 자꾸 반복되다 보면 기도의 점막이 손상돼 만성 기관지염으로 이행되는 경우가 있는데, 여기에서 다시 천식으로 이행되기도 한다.

내인성 천식은 증상으로 보아서는 외인성 천식과 거의 비슷하다. 하지만 알레르기 반응에서 오는 천식이 아니기 때문에 검사상으로 반응이 나타나지 않아 진단에 어려움이 따른다. 또 앞서 말한 것처럼 다른 질환의 합병증으로부터 올 경우 선행질환과 천식 치료를 어떻게 병행해 나가느냐 하는 문제가 생긴다. 경우에 따라서는 두 가지 모두 병행하여 치료할 수 있지만, 선후를 정해 치료하게 되는 경우도 생긴다.

내인성 천식의 경우는 소아나 노인층에서 많이 나타나는데, 연령에 따른 체력이나 건강상태를 세심하게 살펴서 치료해야 한다.

복합성 천식

말 그대로 복합적인 원인으로 천식 증상이 일어나는 경우이다. 사실 알레르기 천식을 앓고 있는 환자라 하더라도 알레르기 요인에만 반응하여 천식 발작을 일으키는 것이 아니라 날씨나 환경, 정신적인 요소, 호흡기 감염 등에 의해 많은 영향을 받으며 발작이 심해지기도 한다. 사실 건강에 문제가 있을 때 사람은 정신적으로나 신체적으로 민감해지기 마련이다. 건강한 사람도 감기 몸살로 누워 있으면 의기소침하고 우울해지기 쉽다. 천식환자의 경우 이런 현상이 조금 더 심하게 나타나는 편이다.

이처럼 정신적인 요인으로 인한 영향을 많이 받는데, 외부적인 요인으로 인한 영향도 많이 받는 편이다.

천식을 유발시키는 외부 요인은 다양하다. 기온이나 습도 등의 기후변화나 대기오염 물질에도 민감하고. 페인트 냄새나 향수, 스프레이, 담배연기 등 생활 속의 각종 냄새에도 자극을 받을 수 있다. 이밖에도 스트레스를 받거나, 소리를 지르거나, 화가 나서 흥분해도 발작으로 이어질 수 있다.

어린이의 경우 정서적인 요소가 많이 작용한다. 학교생활이나 가정생활에서 정서적인 불안 요소가 있을 경우 천식이 심해질 확률이 높다.

운동 유발성 천식

운동이 천식을 유발하는 경우도 있다. 천식환자는 운동을 하면 안 되는 것일까. 그렇지는 않다. 천식 환자도 운동을 하는 것이 좋다. 하지만 자기의 체력과 환경에 맞지 않는 운동이라면 차라리 안 하는 게 낫다.

의지가 강한 사람일수록, 또 체력을 중시하는 남학생의 경우에 흔히 과격하거나 과도한 운동을 통해 의지로 천식을 이겨 보려고 시도한다. 천식은 어디까지나 호흡기 질환인 만큼 과격한 운동은 호흡기에 무리를 주게 된다.

100미터 달리기를 하거나 갑작스럽게 몸을 움직이면, 헐떡거리면서 숨이 차고 숨길이 건조해지는 것을 느낄 것이다. 이처럼 자신의 능력에 맞지 않는 과도한 운동을 하면 우리 몸은 평소보다 더 많이 공기를 들이마시려 하고, 외부 공기가 한꺼번에 몸 안으로 들어가면 기관지 점막에서 수분과 열을 빼앗아 기관지는 더욱 움츠리게 된다. 당연히 천식 증상이 나타나게 되는 것이다.

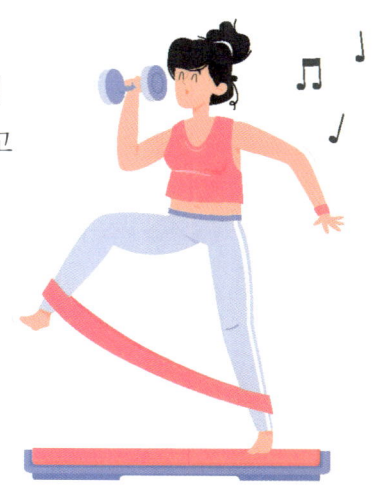

운동을 하면 천식이 심해진다고 느끼는 사람이라면, 운동을 아예 기피할 필요는 없지만 운동의 강도나 시간 등에 대해 세심하게 확인할 필요가 분명히 있다.

운동 유발성 천식의 증상은 가벼운 운동을 할 때는 잘 나타나지 않고, 강한 운동을 시작하고 나서 5분 후에 심하게 나타난다. 때문에 짧은 시간 동안 가볍게 운동하고, 쉴 수 있는 운동을 택하는 것이 좋다. 또 공기가 건조하면 나빠지므로 따뜻하고 습도가 다소 높은 곳에서 운동하면 좋다.

어떤 운동을 하더라도 운동 유발성 천식환자는 반드시 운동 전 10~15분 정도의 준비운동, 뒷마무리 정리운동을 해서 갑작스런 변화로 천식이 심해지는 것을 예방하는 것이 중요하다.

> **여기서 잠깐**
>
> ### 천식이 유전되나요?
>
> 천식은 즉 다시 말해 기관지 천식은 알레르기 질환이므로 천식이 유전되는 것이 아니라 천식, 다른 알레르기 질환을 가질 수 있는 알레르기 체질이 유전될 수 있다는 것이 더 정확한 설명이다.
>
> 부모 모두 알레르기 질환을 가지고 있다면 태어나는 아이들의 50~70%가, 한쪽 부모만 알레르기라면 35~50%가, 그리고 알레르기 질환이 없는 부모의 아이들은 15% 정도가 알레르기 질환을 앓을 수 있는 가능성이 있다.

직업성 천식

직업적인 특성이 천식의 원인이 되는 경우도 있다. 직업성 천식은 직업상 천식의 원인이 되는 물질과 자주 접하는 사람에게서 나타나는 천식을 말한다.

직업성 천식이 있는 경우, 해당 직업을 그만두면 증상이 호전되기도 한다. 그러나 또 다시 그 직업으로 돌아가면 같은 증상이 나타나는 특징이 있고, 처음에는 증상이 가볍고 또 완전히 회복되기도 한다. 하지만 시간이 오래 지난 후에는 직업과 관계없이 천식 증상이 일어나게 된다. 천식이 일어날 수 있는 작업은 200종이 넘는 것으로 보고돼 있다.

천식의 3가지 증상

천식의 3가지 증상에 대해서는 많은 사람들이 상식적으로 잘 알고 있다. 하지만 강조하고 싶은 점은 천식의 증상은 원인만큼이나 다양한 조합으로 나타나며 이 세 가지 증상 중에서 한 가지만 나타날 수도 있다는 것이다. 감기인 줄만 알고 있었던 천명 없는 오랜 기침도 천식일 수 있고, 가끔씩 나타나곤 하던 호흡이 답답하던 증상이 천식일 수도 있다. 그러니 집안에 알레르기 병력이 있는 사람은 특히 이러한 증상들을 유의하여 한 증상이 오래가거나 하면 진단을 받아보는 것이 좋다.

호흡곤란

천식으로 기관지가 좁아지면 인체에 필요한 만큼 충분한 산소를 받아

들일 수 없기 때문에 호흡을 자주 하게 되고, 숨이 가빠지고, 맥박이 빨라지면서 호흡곤란 증상이 나타나게 된다. 처음에는 숨을 들이마시는 것보다는 내쉬는 것이 먼저 힘들어지고 차츰 호흡곤란이 심해지면서 숨을 들이마시는 것도 힘들어진다. 호흡곤란이 심해지면 똑바로 눕기도 힘든 상태가 된다.

기침

기도가 자극을 받으면 기관지 안에서 점액 분비가 크게 늘면서 기침이 나오게 되는데, 이 기침이 한밤중이나 새벽 등 수면을 취해야 할 때에 나오는 경우가 많아 여러 면에서 괴롭다. 사실 기침은 천식 발작이 가라앉아 갈 시기에 심해지는 경향이 있다. 이때에는 가래가 많이 생기기 때문에 기관지 속에 들어 찬 가래 때문에 숨쉴 때마다 가래 끓는 소리가 나기도 한다. 기관지 속에 가득 찬 가래를 뱉어내기 위해 기침을 심하게 하지만 쉽게 뱉어지지 않는다.

쌕쌕거리는 소리

심한 기관지 천식으로 기관지가 아주 많이 수축되면 숨을 내쉴 때마다 쌕쌕거리거나 그르렁거리는 소리, 또는 가늘고 높은 휘파람 같은 숨소리가 날 수도 있다. 이런 숨소리를 흔히 '천명'이라고 하는데, 기관지 천식의 특징적인 증상으로 꼽힌다.

　가령 중간에 이물질이 걸려 있는 피리를 생각해 보면 정상적인 고운 소리가 아니라 소음에 가까운 '삑삑' 소리가 나기 마련이다. 이와 마찬가지 경우이다.

　따라서 꼭 천식이 아니라도 기도 내에 이물질이 있거나 다른 호흡기 질환이 있어도 천명음은 생길 수 있다. 예를 들어 세기관지염이나 천식성 기관지염, 만성 기관지염, 폐암 같은 질환에서도 천명이 나타날 수 있기 때문에 천명은 곧 천식이라는 생각은 바람직하지 않다.

괴로운 천식발작

흔히 '발작'이라 하면 신경정신적인 영역이나 일상생활에서 극도의 흥분, 분노의 경우를 말하는 경우가 많아 단어 자체에 대해 부정적인 인상을 가지게 되는 것이 사실이다.

하지만 '천식 발작'은 천식의 증상이 매우 빠르게 진행되는 특징이 있기 때문에 기관지 천식 증상이 갑자기 나타나는 현상을 지칭하는 것으로, 정상인 상태에서 급작스럽게 일어난다는 의미이다.

천식의 발작은 정도에 따라 크게 소발작, 중발작, 대발작의 3가지로 구분할 수 있다.

소발작은 쌕쌕거리기도 하지만 일상생활에 전혀 불편이 없다.
중발작은 소발작과 대발작의 중간으로 볼 수 있다.
대발작은 쌕쌕거리는 거친 숨소리와 함께 호흡곤란이 뚜렷하며 입술이 창백해지고 청색증을 보일 수 있는 경우이다.

천식발작 시의 응급조치 요령

천식발작이 시작될 때 어떤 증상이 오는지 잘 살펴보면 특징적인 증상을 발견할 수 있다.

천식발작시 응급조치의 가장 큰 목표는 호흡을 편하게 하는 것으로, 응급조치 방법은 다음과 같다.

① 우선 보호자가 환자를 안아서 상체를 비스듬히 세워주면 숨이 덜 차게 된다.
② 방안의 답답한 공기를 환기시켜서 환자가 앉은 상태에서 신선한 공기를 마시게 한다.
③ 물을 마시게 하고 계속 환자를 안정시키는 말로 환자를 진정시킨다.
④ 기관지 확장제 등 평소 사용하던 약이 있으면 1차적으로 사용한다.
⑤ 매 10분마다 환자의 호흡과 맥박을 확인한다.

이런 조치 후에도 천식 발작이 멈추지 않거나, 증상이 호전되지 않는다면 바로 병원으로 가는 것이 최선이다. 특히 하루에 4번 이상 천식발작이 일어난다면 병원에 가봐야 한다.

천식은 나이를 가리지 않는다

매우 다양한 천식의 증상

평소에는 아무런 증상 없이 지내다가 감기에 걸리기만 하면 호흡곤란이 일어나는 사람도 있고, 날씨가 추워지면 천식 증상이 일어나는 사람도 있다.

자기도 모르는 사이에 어떤 항원에 접촉되어 급성으로 일어나는 급성 천식은 멀쩡하게 있다가도 단 몇 분 사이에 증상이 나타난다. 하지만 바이러스성 호흡기 감염에 의한 경우는 며칠에 걸쳐 증상이 점차적으로 나타나기도 한다.

이처럼 개인에 따라 편차가 너무 심하기 때문에 평소 자신의 발작 유형이 어떤지 환자와 가족이 잘 관찰하였다가 예측하는 것도 중요하다. 물론 발작 후에는 어떻게 할지 대비해 두도록 한다.

밤에 증상 심하고, 새벽에 기침발작이 잦다

천식 증상은 주로 밤에 심해지고, 또 새벽에 기침 발작이 잘 일어난다. 기침이 심하면 가슴통증을 호소할 수 있다. 밤이 되면 기온이 내려가 기관지가 쉽게 수축돼 좁아지고, 가래 배출능력이 떨어지기 때문이다.

다른 알레르기 질환에도 취약

천식을 앓은 환자는 알레르기성 비염을 함께 앓거나 나중에 생기는 경우가 많다. 또 반대로 알레르기성 비염을 앓던 사람이 천식이 생기는 경우도 많이 있다. 아토피성 피부염의 경우도 마찬가지이다.

한방에서 말하는 오장 중의 폐는 양방에서 말하는 폐(lung)와는 달라서, 비(鼻) 즉 코와 넓은 의미로는 피부까지도 포함한다. 폐기가 약한 사람들은 코에 관련된 질환이나 호흡기 질환, 피부염 등에 걸리기 쉬운데 태음인이 폐가 약해 이런 질환에 걸리기 쉽다.

천식은 나이를 가리지 않는다

암, 관절염, 요통 등 일반적인 질병은 대개 성인과 노년기를 거치면서 발병되지만 천식은 나이를 가리지 않는 것이 특징이다. 신생아를 제외하고는 모든 연령층에서 걸릴 수 있다. 실제로 직접 환자를 접할 때도 연령대가 매우 다양하다.

하지만 치료를 받는 데 있어서는 적극성에 조금 차이를 보인다. 소아천식의 경우에는 부모가 관심과 사랑으로 적극적으로 치료에 임하는 반면 성인이나 노인들의 경우에는 불치병 또는 너무 대수롭지 않게 치부하고 치료를 등한시하는 경우가 왕왕 있다.

천식과 계절의 관련성

주로 9월말이나 10월초부터 천식 증상이 악화되기 시작해 겨울도 마찬가지이다. 실제로 천식에 관해 문의가 들어오는 것도 이때가 가장 많다. 날씨가 따뜻해지면 증상이 좀 수그러드는 것이 보통이다.

하지만 요즘은 계절에 관계없이 천식 증상이 나타나는 환자들이 더 많아지고 있다. 알레르기성 천식의 비율이 점점 늘어가고 있는 것이 아닐까 싶다. 또한 에어컨 같은 냉방기기의 보급률이 높아져 차량이나 사무실에서 냉방기기에 노출되는 시간이 많아져서 더운 계절에도 천식의 증상이 완전히 사라지지지 않고 정도의 차이는 있어도 일년 내내 앓는 경우가 많아지고 있어서 안타깝다.

03 천식, 한방으로 치료한다

한방에서는 천식이 어떤 원인으로 인해 생긴 담 때문에 발생하는 것으로 본다. '담'은 신체 내의 비정상적인 체액을 말한다. 이러한 담이 우리 몸 속에 쌓여 있게 되면 폐와 신장기능 장애가 생기고 이같은 상황에서 외부적인 요인이 결합되면 천식이 생기는 것이다.

한방과 양방에서의 천식 진단

내가 겪는 증상이 천식인지, 아닌지 궁금한 상황이 되었을 때, 천식이란 병에 대해 별로 접해 보지 못한 경우에는 과연 이 병을 어디에서 어떻게 진단하는지에 대해서도 매우 궁금해진다.

천식 진단은 1차진료 기관, 즉 가까운 한의원이나 내과에서 할 수 있다. 물론 더 자세한 검사가 필요할 때는 종합병원이나 한방병원의 호흡기내과에서 받을 수 있다.

한방에서의 천식진단

한방에서 천식을 진단할 때는 우선 자세한 병력과 임상 소견을 통해 이루어진다. 즉, 기침과 천명이 반복적이고 특히 운동, 바이러스 감염, 알레르겐의 노출로 인해 증상이 악화되는 등의 비교적 확실한 증상들이 있을 때는 일단 천식을 쉽게 진단할 수 있다.

단, 모세기관지염, 만성 기관지염, 흡입성 폐렴, 백일해 등도 천식과 비슷한 증상을 가질 수 있기 때문에 이러한 질환에 의한 증상이 아닌지 의심스러울 때는 다른 양방검사를 받도록 유도하거나 더욱 자세한 방법을 쓰게 된다.

흔히 기침과 더불어 천명 증상이 동반될 때만 천식을 의심하는 경우가 많다. 하지만 천식의 증상은 매우 다양하게 나타나고 천식의 증상이 천명 없이 지속적인 기침만 있는 경우도 있으니 주의해야 한다.

일반적으로 천식은 열이 없고, 주로 밤과 새벽에 기침을 많이 하고, 이와 함께 복통을 호소하며, 가래를 토할 수 있다. 토한 후에는 천명이 줄어든다. 과거 또는 현재에 아토피 피부염 또는 다른 알레르기 질환을 앓은 적이 있다면 가능성은 더 높아진다.

증상이 사라지지 않거나 끊임없이 천식인지, 아닌지 신경이 쓰이는 경우에는 미루지 말고 전문의를 찾아 진료를 받는 것이 좋다. 천식이 아니고 가벼운 기관지염이라면 더 좋은 일로, 치료가 매우 간단하고 쉽다. 하지만 천식이라 해도 초기에 발견하면 그만큼 치료가 더 쉬워질 수 있다.

양방에서의 천식진단

양방에서 하는 천식의 검사방법은 여러 가지가 있는데 기관지유발 시

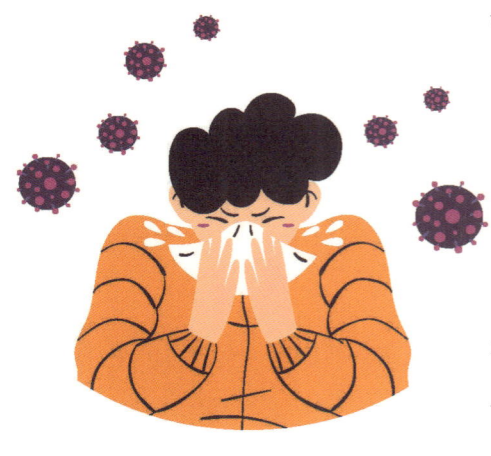

힘, 폐기능 검사, 폐활량검사, 흉부 X선 촬영, 객담검사, 알레르기 유발 항체 검사, 피부반응검사 등이 바로 그것이다.

폐기능 검사같은 경우는 천식을 진단하거나 병의 경과, 심한 정도를 판단하는 데 매우 유용한 검사방법이다. 하지만 환자의 협조가 필요하기 때문에 어린아이에게는 어려운 검사이다.

알레르기 체질이 의심되면 알레르기 유발 항체검사를 하는데 면역글로불린 E(lgE)의 수치가 기준치보다 높게 나오면 알레르기 체질이라고 판정할 수 있다.

이 검사 후에는 피부반응검사를 하게 되는데 어떤 물질 즉 항원에 대해 알레르기 반응을 일으키는 지 알아보기 위한 검사이다. 팔이나 등에 항원이 들어 있는 약을 바른 다음, 바늘로 긁어 항원이 들어 있는 약이 피부 속에 스며들게 하면 피부가 붉은색으로 변하거나 부어오르는 등의 양성반응을 일으키게 된다.

객담검사로 알 수 있는 것은 사람의 피에는 적혈구, 백혈구, 혈소판 등 여러 가지 기능을 하는 세포가 있다. 이 중에 알레르기 질환이 있을 때 그 수가 증가하는 '호산구'라는 백혈구 세포가 있다. 이 호산구는 알레르기성 비염이 있을 때 '콧물 속'에, 천식 환자인 경우 객담 내의 수치가 증가

한다. 때문에 객담 내의 호산구 수치를 확인해 천식 진단에 활용하는 것이다.

양방에서는 어떻게 치료하나?

천식은 약물치료가 주된 치료방법이다. 물론 증상이 심하고 가벼운 정도에 따라, 오래된 천식 또는 최근에 생긴 급성 천식이냐에 따라서도 조금씩 약물선택이 달라진다. 일반적으로는 천식에 사용되는 약물은 기관지 확장제, 부신피질 호르몬제, 예방 약물로 나눌 수 있다.

천식 발작이 일어날 때는 기관지를 둘러싸고 있는 '평활근'이라는 근육이 수축해 고무로 된 파이프관이 확 줄어든다. 안에서는 각종 분비물이 생겨 막혀 버리는 결과를 만든다. 그래서 호흡곤란이 오는데, 이때 기관지를 넓게 만드는 것이 기관지 확장제이다. 사람의 의지로 넓혀줄 수 있는 것이 아니기 때문에 강제로 넓혀 주는 것이다.

하지만 무엇이든 자연스럽지 않고 억지로 한다는 것은 좋지 않은 결과를 가져온다. 발작시에는 효과가 빨라 자주 사용하게 되는데, 평소에 자주 사용하다 보면 나중에는 확장제로도 기관지가 말을 듣지 않는 경우가 생겨 정작 위급한 때에 도움이 되지 않을 수 있다. 따라서 기관지확장제를 쓸 때는 의사의 지시를 엄격히 따라야 되는 것은 물론이거니와 장기적인 치료제가 아니라 급한 불을 끄는 정도로 쓰는 것이 바람직하다.

  천식이 기관지의 염증이나 점액이 너무 많이 분비돼 일어날 경우에는 부신피질 호르몬제가 주로 사용된다. 흔히 '스테로이드제'로 알고 있는 이 호르몬제는 염증을 가라앉히는 항염효과는 탁월하지만, 잘 알려진 것처럼 부작용도 만만치 않다. 호르몬 요법이라는 것이 우리에게 너무나 친숙하고 잘 알려진 치료법이 되었지만 상식적으로 생각해도 우리 몸의 자연면역 체계에 위배되는 것은 자명한 사실이다. 그럼에도 불구하고 즉각적인 효과만은 인정하지 않을 수 없다. 이렇게 첨예하게 대립되는 효과와 부작용 사이에서 최선의 결과를 얻으려면 약물치료를 할 때 환자 스스로도 잘 알고 선택하는 것이 좋겠다.

한의학적으로는 효증, 천증, 효천증

천식은 한의학적으로는 효(哮)증, 천(喘)증, 효천(哮喘)증 등에 해당한다. 효는 목에서 그르렁거리는 소리가 나는 것을 말하고, 천이란 글자 그대로 헐떡거리는 증상을 말한다. 현대의학적으로는 기관지 천식 외에도 천식성 기관지염, 심장성 천식 등 병증이 효천증에 포함된다.

물론 천식 치료의 첫걸음은 평소 천식의 원인이 되는 물질이나 환경을 피하도록 주변 환경을 조절하는 것이다. 한방치료의 일차적인 목표는 외부에 침범한 차가운 기운을 몰아내고 내부에 잠복해 있는 담을 없애는 것이다.

또한 환자 개개인에 따라 폐의 건강뿐 아니라 폐의 건강에 영향을 끼치는 다른 요소를 살펴보고 이런 점을 잘 다스려 준다. 가령 체질적으로 화기가 많은 사람은 매우 예민해 조그마한 일에도 폐기가 예민한 반응을 나타내기 쉽다. 이럴 때는 화기를 내려주는 약물을 가감한다. 또 콩팥의 기운이 약한 사람, 즉 정혈이 부족한 사람은 심장의 화기를 내리고 기본적인 영양물질을 채워줘야 한다.

결국 천식 치료는 초기에 근본적인 원인을 찾아내어 조기 치료하는 것이 가장 중요하고, 확실한 치료방법이다.

한방치료를 선택하는 이유

크고 작은 질병은 인간을 괴롭고 힘들게 한다. 질병을 치료하는 데 있어 중요한 것은 질병 자체가 아니고 그 질병으로 인해서 고통을 받는 사람이다. 의학이 질병을 위해 있는 것이 아니고 사람을 위해 있는 것인 만큼 질병으로 고통받는 사람을 조금이라도 편하게 해주고, 나아가 그 질병으로부터 영원히 해방시켜 줄 수 있는 방법이라면 양방이든 한방이든 상관 없다. 환자가 가장 편안하게 느끼는 것이 제일 중요하다.

양방치료로 매우 만족하고 효과를 보고 있다면 그대로 좋다. 그런 환자에게는 굳이 "한방치료만이 살 길입니다" 하고 설득할 필요가 없다.

하지만 분명히 눈에 보이는 문제점이 있고 환자가 그것을 큰 부담감으로 느껴 다른 방법을 찾는다면 '여기 한방이라는 훌륭한 치료법이 있습니다.' 하고 자신 있게 권할 수 있다.

실제로 한방치료에 눈을 돌리는 이유로는 약물에 대한 부작용을 염려

해서, 혹은 내성이 생길까 무서워서, 근본적인 치료를 원해서 등이다.

한방치료의 목표는 증상을 다스린 후에 근본원인까지 해결하는 것이기 때문에 이런 환자들의 의도와 부합된다.

또는 양방치료를 계속해서 받되, 약물 요법으로 인해 생기는 여러 가지 부작용을 완화시키고자 하는 환자들도 있다. 이런 경우 역시, 방법이 있고 효과적으로 치료해 오고 있기 때문에 자신 있게 환영할 수 있다.

한 가지 당부하고 싶은 것은 모든 병은 초기에는 치료가 쉽다. 걱정만 하다가 혹은 이 병원, 저 병원을 다니면서 일관성 없는 치료를 받다가 시기를 놓쳐 치료에 어려움을 겪는 일만은 피해야겠다.

한방에서 보는 천식의 원인 ①
효증(哮證)

　한자로 '효'는 으르렁거린다는 뜻을 담고 있는데 이는 가래가 많아 목에서 그르렁거리는 가래 소리가 들리면서 숨이 찬 증상을 표현한 것이다. 한방에서 말하는 효증이란 호흡기 질환의 일종으로 현대 의학적으로 설명하면 기관지 천식, 심장성 천식, 폐기종, 천식성 기관지염과 관련이 있다. 가장 관련이 있는 장기는 폐(肺)와 신(腎)이라고 볼 수 있으며 외부 환경은 찬 공기, 찬 음식 등이다.

효증의 원인은 무엇일까?

① 외부의 찬 공기인 풍한(風寒)을 만날 때에도 생길 수 있고,
　너무 찬 음료나 음식을 먹었을 때에도 체온이 낮아지면서 생길 수 있다.

② 정신적인 요인만으로도 효증이 올 수 있는데 신경을 과민하게 쓰거나 갑자기 놀라거나 심리적으로 불안감을 느낄 때 등 심리적인 이상으로부터 올 수 있다.

③ 어떤 원인으로 인해 담이라고 하는 비정상적인 체액이 생김으로 인해 올 수 있는데 담이 생기는 원인은 매우 다양하다. 일례로 편식을 심하게 하는 사람이나 음식을 너무 짜게 혹은 달게 먹는 사람도 담이 생길 수 있다.

④ 태어날 때부터 폐기능이 약한 경우에도 효증이 생길 수 있다. 체질과 관련하여 본다면 폐기능이 약하게 타고 나는 사람은 태음인이다.

⑤ 호흡기 질환을 반복적으로 앓게 되면 효증으로 발전할 수 있다.

⑥ 효증과 가장 관련이 깊은 장기는 폐와 신이다. 호흡이라고 하는 것은 호와 흡으로 나누어지는데 바로 폐가 호를 담당하고 신이 흡을 담당하고 있기 때문이다. 두 장기가 조화롭게 균형을 이루고 있어야 호흡이 편한데 그렇지 못하면 효증이 올 수 있다.

허증, 실증에 따라 달라지는 효증의 치료방법

허증의 경우

효증의 치료는 실증이냐 허증이냐에 따라 달라진다. 허증의 특징으로는 우선 병의 발생이 느리며 급히 움직이면 증상이 더 심해지며 숨이 차고 호흡이 짧으며 땀이 나며 기침소리가 낮고 약하다. 허증(虛症)인 경우

여기서 잠깐

실증과 허증

한의학에 관심을 가진 사람이라면 심심치 않게 실증과 허증이라는 용어를 접하게 된다. 실과 허라는 개념은 실제로 한방 치료를 하는 데 중요하다.

한방요법에는 허실보사(虛實補瀉)라는 것이 있는데, 곧 허(虛)는 보(補)하고 실(實)은 사(瀉)한다는 것이다. 흔히 체격이 듬직하고 튼튼하게 생긴 사람을 보고 실하다고 한다.

그런데 한방에서의 실증은 좋은 것이 실한 것이 아니라 사기 즉 병을 일으키는 나쁜 기운이 실하다는 뜻이다. 대개 만성병보다는 급성적으로 질환이 오는 경우이며, 내부적 원인보다는 외부적인 원인이 많다. 따라서 실증이 있을 때 치료는 실증을 없애주는 데 목적이 있다.

이와 반대로 허증은 건강한 기운이 부족한 것이다. 일상생활에서 '몸이 허하다'라는 말을 많이 하게 된다. 이는 인체의 정기(正氣)가 부족하고 저항능력이 약해지며 생리기능이 감퇴된 증세를 말한다. 병에 걸려도 이를 자연적으로 이겨내는 능력이 모자라게 되므로 허증을 치료하는 데는 허한 곳을 보해주는 방법을 쓴다.

에도 폐(肺)와 신(腎)중에 어느 쪽이 허하느냐에 따라 치료방법이 달라지게 된다. 폐가 허한 경우는 '폐허'라고 하며 신이 허하면 '신허'라고 한다.

<mark>허증에 이용되는 처방으로는 잘 알려진 맥문동탕(麥門冬湯)과 청상보하탕(淸上補下湯) 등이 있다.</mark>

실증의 경우

실증의 가장 특징적인 성격은 병의 발생이 비교적 급작스럽고 빠르다는 데 있다. 맥은 강하고 음성이 들뜬 듯 높으며 숨쉬는 소리가 크며 호흡을 내뱉으면 편안해지는 경향이 있다. 실증은 외부적인 영향에 의한 경우가 많으므로 그 원인이 무엇인지에 따라 치료법이 달라진다.

예를 들자면 풍한(風寒), 담탁(痰濁), 담열(痰熱) 등의 원인 중에 무엇이 주된 원인인지에 따라 사기(邪氣 : 병을 일으키는 원인)를 내쫓는 치료법을 사용하게 된다.

<mark>실증의 경우 소청룡탕(小靑龍湯)과 정천탕(定喘湯) 등이 사용된다.</mark>

여기서 잠깐

침구치료를 병행하는 이유

 허증이든, 실증이든 증상이 심한 경우에는 침구치료가 더 효과가 빠르고 좋은 효과가 있을 것이라는 판단이 서면 침요법과 뜸요법을 병행할 수 있다.
 침요법은 담을 없애고 폐와 신의 경락에 작용해 기혈의 흐름을 원활하게 만드는 역할을 함으로써 정상적인 기능을 하도록 돕는다.
 급성인 경우는 단기간의 약물요법으로도 증상이 호전되는 경우가 많다. 하지만 천식이 오래되어 만성화된 상태에서는 그만큼 장기적인 치료가 필요하다.

한방에서 보는 천식의 원인 ②
천증(喘證)

천(喘)의 뜻은 '헐떡거리다'이다. 즉, 호흡이 편하지 않고 급하면서도 힘들 때 쓰는 말이다. 100미터 달리기를 하고 나면 누구나 헐떡거린다. 바로 이렇게 입을 크게 벌리고 어깨와 상체를 들먹이면서 호흡이 매우 급하고 빠른 증상이 천증이다. 달리기를 하고 난 다음처럼 일시적으로 증상이 나타나는 것이라면, 병이 아니지만 어떤 원인으로 인해 평소에도 천(喘)의 증상이 자주 나타난다면 천증으로 진단한다.

천증의 원인은 무엇일까?

천증의 원인은 매우 다양하다. 외부의 사기, 즉 나쁜 기운에 의해 감기에 걸려도 나타날 수 있고, 내부 장기에 병이 있어도 나타날 수 있다.

① 외부의 찬 공기인 풍한(風寒)을 만날 때에도 생길 수 있다.
또는 너무 찬 음료나 음식을 먹었을 때에도 체온이 저하되면서
효증이 생길 수 있다.
② 정신적인 요인만으로도 효증이 올 수 있다.
신경을 과민하게 쓰거나 갑자기 놀라거나
심리적으로 불안감을 느낄 때 등 심리적인 이상으로부터 올 수 있다.
③ 어떤 원인으로 인해 '담'이라는 비정상적인 체액이 생기면서 올 수 있다.
담이 생기는 원인은 매우 다양하다. 일례로 편식을 심하게 하는 사람이나
음식을 너무 짜게 혹은 달게 먹는 사람도 담이 생길 수 있다.
④ 태어날 때부터 폐기능이 약한 경우에도 효증이 생길 수 있다.
체질과 관련하여 본다면 폐기능이 약하게 타고 나는 사람은 태음인이다.
⑤ 호흡기 질환을 반복적으로 앓게 되면 천증으로 발전할 수 있다.

실천, 허천으로 나누어 천증의 치료방법이 달라진다

천증 역시 실증이냐, 허증이냐에 따라 치료가 달라진다. 병의 발생이 비교적 빠르고 급한 경우는 실증으로서 '실천'(實喘)이라고 한다. 발생이 급작스럽고 빠르지만, 치료가 비교적 쉽다.

그러나 허증으로 인해 장기간 서서히 나타난 '허천'(虛喘)의 경우에는 치료가 그만큼 오래 걸리는 경향이 있다.

천증은 증상이 심한 정도에 따라 '발작기'와 '완해기'로 나뉜다. 발작기

에는 실증을 주로 하여 원인에 따라 현 증상을 없애는 치료를 주로 한다. 실증이 어느 정도 사라진 다음에는 완해기로 보고 허증을 치료하는데 중점을 둔다. 허한 것도 폐허(肺虛), 비허(脾虛), 신허(腎虛) 등으로 나뉠 수 있지만, 근본적인 치료를 하는 데 있어서는 목표가 같다.

실천(實喘)

천증 중에서 실증을 보이면 실천(實喘)으로, 주된 증상은 다음과 같다.

① 가슴이 답답하고 아파오면서 오한, 발열을 느낀다.
② 바람을 쏘이면 증세가 더욱 악화되는 경우이다.
③ 가끔 가래 끓는 소리가 나고 발작이 일어날 때 가슴에 심한 통증을 느낀다.
④ 대체로 얼굴이 붉고 갈증을 느끼고, 몸에 열이 있다.
⑤ 가래가 많고 끈적이는 콧물을 동반하기도 하고 목이 마르며 얼굴이 붓기도 한다.

실천(實喘)은 원인에 따라 외감풍한(外感風寒), 담습(痰濕) 등이 있다.

외감풍한(外感風寒) | 주위의 추운 환경이 원인이다. 춥고 열이 나며 두통, 기침, 가래 등 증상과 더불어 숨 찬 증상이 나타난다. 외감풍한(外感風寒)이면 따뜻한 약으로 약간 땀이 나게 하고 폐의 기운을 돕는다.

담습(痰濕) | 숨이 차면서 가래 증상이 심하게 나타나는 경우인데 가래의 색이 맑고 거품이 있는 경우를 한담(寒痰), 가래의 색이 노랗고 끈적끈적하고 심하면 냄새가 나는 경우를 열담(熱痰)으로 나누어 치료한다.

담습(痰濕)의 경우는 몸이 차면 몸의 순환을 활발히 하여 담습(痰濕)을 배출하고, 몸이 열(熱)하거나 염증이 심하면 차가운 성질을 가진 약으로 치료한다.

허천(虛喘)

천증 중에서도 허증인 경우를 '허천'이라고 한다. 허천은 약간의 자극에도 발작을 일으키는 만성형이다. 평소 기관지가 좋지 않은 데다 과로를 하거나 공해 속에 장기간 생활할 때 호흡이 빨라지면서 멀건 가래와 기침이 계속된다. 허천은 병의 발생이 느리며 급히 움직이면 증상이 더 심해지며 숨이 차고 호흡이 짧으며 땀이 나며 기침소리가 낮고 약한 특징을 가지고 있다. 병이 오래되어 전체적인 기능이 저하된 경우로 호흡을 담당하는 폐(肺)와 신(腎)의 허약으로 인해 나타난다.

일반적으로 실천(實喘)은 치료기간이 짧고 치료가 쉽고, 허천(虛喘)은 치료가 오래 걸리고 어려운 편이다.

허천(虛喘)은 다시 폐허(肺虛), 신허(腎虛), 상실하허(上實下虛)로 나누는데 폐허(肺虛)의 경우는 숨이 차면서 말에 힘이 없고 추위를 잘 타며 식은 땀이 많고, 신허(腎虛)의 경우는 호흡 중 날숨이 쉽고 들숨이 힘이 들고 몸도 마르고 쉬 피로하며 심하면 부기도 나타난다. 상실하허(上實下虛)는 오래된 천식으로 실증과 허증이 다 같이 나타난 경우를 말한다.

치료는 주로 신체의 기운을 돕는 약물위주로 치료하며 가래를 없애는 약물과 폐기가 막힌 것을 풀어주는 약물을 사용한다.

천증의 종류

풍한천(風寒喘)

주위의 차가운 환경으로 감기 증상과 함께 나타나며 외부의 찬 공기로 인체 내부의 기가 막혀 숨찬 것을 말한다. 바람을 쐬거나, 주위가 차가워지면 기침, 숨참, 가래, 코막힘, 맑은 콧물 등 증상이 나타난다.

대부분 실증(實症)이며 발작기(發作期)에 속하기 때문에 주로 약물요법을 많이 사용한다. 주로 외부의 찬 공기를 몰아내기 위하여 따뜻한 약물을 통해 약간의 땀을 내면서, 막힌 폐기(肺氣)가 잘 운행되도록 폐를 돕는 약물을 사용한다. 치료제로는 삼유탕, 금불초산, 관동화산 등이 있다.

담천(痰喘)

담천(痰喘)이란 가래가 많으면서 숨이 찬 것을 말한다. 폐에 염증이 있는 폐열(肺熱)의 경우와 폐의 기운이 막힌 폐실(肺實)의 경우로 나눈다. 주로 전체적인 기(氣)의 운행에 이상이 생겨 폐에 불필요한 산물인 담(痰)이 생기면서 나타나는 경우이다.

담(痰)을 배출하는 약물을 위주로 하되, 몸의 허실(虛實)에 따라 치료약물이 달라진다. 염증이 심해 누런 가래가 많다면 열을 내리고 염증을 치유하는 약을, 몸이 허약하고 차다면 비(脾), 폐(肺), 신(腎)을 따뜻하게 하는 약을 추가한다.

기천(氣喘)

스트레스 등 정신적 영향으로 일어나는 천식이다. 호흡곤란은 있으나 가래 끓는 소리가 없는 것이 특징. 신경이 예민한 여성들에게 많다.

치료제로는 가미사철탕을 쓴다.

화천(火喘)

체내의 화(火), 특히 충맥(衝脈)의 화(火)가 위로 올라오면서 나타나는데 안정을 취할 때에는 잠시 수그러들다가 일어나 움직이면 호흡곤란이 생긴다. 기침, 열이 오르는 듯한 느낌, 숨참, 가슴이 답답함 등이 편안하게 쉬는 동안은 증상이 가볍지만 움직이거나 운동할 때는 심해진다. 특히 몸에 화(火)가 많은 사람에게 많이 생기며 치료는 주로 찬 성질을 가진 약물이나 진액(津液)을 보충하는 약 등을 많이 사용한다.

치료제로는 자신환 또는 자음강화탕을 쓴다.

수천(水喘)

몸안에 불필요한 담수(痰水)에 의해 나타나는 증상으로 물소리가 나며, 가슴이 두근거리며 눕게 되면 숨찬 증상이 심해지는 기침을 말한다. 가슴 부위나 뱃속에서 물소리가 나며 가슴이 두근거리면서 숨이 찬다. 편안한 자세로 눕게 되면 숨찬 증상이 심하며 물을 많이 마시면 반드시 갑자기 숨이 차 오른다. 심한 경우는 얼굴이나 다리에 부기(浮氣)가 나타나기도 한다.

특히 몸 안의 수(水)의 조절은 신(腎)과 폐(肺)가 관여하므로 주로 담수(痰水)를 없애기 위해 폐(肺)와 신(腎)을 돕는 약물을 처방한다. 또한 기(氣)를 조절하는 약도 함께 쓴다.

구천(久喘)

오랜 병으로 몸이 쇠약해지면서 호흡이 가빠지는 천식이다.

허증(虛症)이 많으므로 허증(虛症)에 준하며, 천증(喘證)의 완해기(緩解期)에 따른 치료를 한다.

위허천(胃虛喘)

위장 기능이 극도로 약해져서 생기는 천식이다. 기(氣)가 위로 치밀어 오르는 느낌이 있고 어깨를 들썩거리며 숨이 차는 것이 지속적이며, 때로는 몸에 열이 나고 가슴이 답답하고 번조한 느낌이 든다.

천증의 허증(虛症), 완해기(緩解期)에 준하여 치료한다.

음허천(陰虛喘)

몸 안의 영양 물질인 혈(血)이 부족하거나, 몸 안의 열(熱)을 식히거나, 수(水)를 조절하는 음(陰)이 부족한 경우에 생긴다. 천증의 완해기나 천증에 속하며 특히 신허(腎虛)한 경우가 많다.

04 10명 중 1명은 소아 천식

우리나라의 소아 천식 환자는 1980년대 초반에는 불과 3~4%에 지나지 않았다. 하지만 1998년에는 6~7세는 13.3%, 13~14세는 7.7%로 증가했다. 소아 전체로 보면 10명 중 1명이 천식을 앓고 있는 셈이다.

아이가 천식 진단을 받았다구요?

어느 날 아이가 '천식'이라는 진단을 받는다면 그때부터 엄마의 고민은 시작된다. 인터넷이나 건강서적에서 천식에 대한 각종 정보를 찾아 헤매게 된다. 천식에 대해 알면 알수록 '무서운 병이구나' 하는 생각에 아이를 보면 아이는 오늘도 기침을 하고, '이러다 어떻게 되는 게 아닐까' 싶은 무서운 생각까지 든다.

천식이라는 것을 빨리 알게 된 것은 다행이고 좋은 일이지만 천식이라는 진단을 받게 되는 순간부터 갖게 되는 불안감, 조급함은 좋지 않은 일이다. 아이가 하루아침에 어떻게 되는 것도 아니고 내일도, 모레도 어제처럼 지낼 수 있다.

다만 천식으로 인한 급작스러운 발작 상황이 오는 것을 막기 위해서는 치료를 바로 시작하고, 일상생활에서 주의해야 할 부분을 알고 노력하는 것이다. 엄마가 거의 패닉 상태에 빠져 아이를 못 놀게 하고 생활환경을 갑자기 바꾸면 오히려 불안감만 커져서 아이에게도, 엄마에게도 좋지 않다. '급할수록 천천히'라는 말이 있지 않은가. 마음은 급하지만 꾸준하고 서서히 치료 반응이 나타나기를 기다리는 자세가 필요하다.

천식 증상을 보일 때

천식이 있는 아이가 증상이 나타날 때는 부모가 먼저 불안해하거나 당황하는 모습을 보이면 아이들이 더 불안해지고 천식이 나빠질 수 있다. 아이를 안심시키고 마음을 편하게 만들어 주는 것이 좋다.

천식 증상으로 숨이 너무 차면 상체를 비스듬히 세워서 높여 주는 것이 호흡의 어려움을 덜어주는 방법이다.

충분한 수분 섭취와 실내습도 조절

끈적끈적한 가래를 잘 뱉을 수 있도록 해주려면 수분을 충분히 섭취하고 가습기를 틀어 실내의 습도를 높이는 것이 좋다. 가래를 뱉어내는 데는 뭐니뭐니해도 물이 최고다.

단, 가습기를 사용할 때 더운 방에 습도가 너무 높아지면 집먼지 진드기가 좋아하는 환경이 된다. 가습기는 사용법을 잘 익혀 깨끗이 관리하고 집안에 습기가 차지 않도록 환기를 잘 시킨다. 가습기의 차가운 물방울을 정면으로 쐬면 오히려 증상이 악화될 수 있으므로 미지근한 물을 사용하고 아이가 젖을 정도로 가습기를 정면에 두고 분무하지 않도록 한다.

등을 두드려주면 가래 뱉는 데 도움

가래를 잘 뱉지 못해 괴로워하는 아이들에게 어른이 손바닥을 오목하게 모아 등을 톡톡 두드려주는 구타 진동법이 도움이 된다. 가슴이나 등을 따뜻한 수건으로 마사지해주는 것도 좋다.

기침 심하면 척추의 양쪽을 눌러준다

아이가 기침을 할 때는 등을 눌러주는 것이 도움이 된다. 아이를 엎드리게 한 다음 척추를 따라 척추의 양쪽을 천천히 엄지손가락으로 가볍게 누르면 된다. 척추를 직접 누르는 것은 피해야 하고 위에서 아래로, 다시 아래에서 위로 각각 10회 정도씩 반복해 주도록 한다. 이렇게 하면 처음에는 오히려 기침이 나와 콜록거리지만 몇 번 반복하면 차차 기침도 없어지고 아이의 기분도 좋아진다.

천식 증상이 심할 때 또 주의할 점은 기침을 줄이는 약을 함부로 사용하면 안 된다는 것이다. 천식일 때 기침을 강제로 줄이게 되면 끈적끈적한 가래를 내뱉을 수 없어서 아이의 상태가 악화될 수도 있다.

감기약은 진료 후에

천식이 있는 아이가 감기가 걸렸을 때는 진료 없이 임의로 감기약을 사용하면 안 된다. 천식 증상이 더 나빠질 수 있기 때문이다.

급격한 체온 변화에 주의한다

급격한 체온 변화도 좋지 않다. 머리를 감기거나 목욕을 하고 나서 증상이 악화되는 경우가 흔히 있다.

천식 증상이 있을 때는 공중목욕탕에 가는 것보다 집에서 간단하게 샤워를 시키는 게 좋다. 시간은 오후 3시쯤이 가장 좋고, 따뜻한 물로 샤워 후엔 빨리 물기를 닦고 젖은 머리카락은 말려줘야 한다. 욕실 안에서 물기를 닦고 옷을 입히는 것이 좋고, 욕실에서 나와 찬바람을 쏘이면 좋지 않다.

소아 천식의 5가지 특징

소아 전체로 보면 10명 중 1명이 천식을 앓고 있다. 우리나라의 소아 천식 환자는 1980년대 초반에는 불과 3~4%에 지나지 않았으나, 1998년에는 6~7세는 13.3%, 13~14세는 7.7%로 증가했다.

이런 통계수치는 병원을 찾는 소아 천식환자를 토대로 만들어진 것이다. 실제로 소아 천식을 앓고 있는 환자의 수는 훨씬 많다고 볼 수 있는 것은 이 때문이다.

급격한 천식환자의 증가는 대도시와 공장이 밀집해 있는 공업도시의 천식환자 비율이 훨씬 더 높다는 점으로 볼 때, 환경오염이라는 우리 시대의 가장 큰 문제점을 원인으로 생각지 않을 수 없다.

소아 천식에서 볼 수 있는 몇 가지 특징은 다음과 같다.

첫째, 별다른 증상 없이 그저 마른 기침만 반복적으로 나타나는 기침형 천식이 많은 편이다.

만약 아이가 감기도 아닌데 기침을 너무 오래 한다 싶으면 천식을 의심해 보는 것이 좋다.

==둘째, 소아의 경우에는 성인과 달리 남자아이가 여자아이보다 상대적으로 더 쉽게 발병한다.==
사춘기 이전에 천식을 앓는 비율은 수치로 보면 남자가 여자보다 2배 정도 더 많다.

==셋째, 호흡곤란을 호소하는 천식 발작상태와 완전히 건강한 것처럼 보이는 비발작 상태가 반복되는 것이다.==
전형적인 천식발작을 할 때는 천명과 호흡곤란이 있기 때문에 진단은 어렵지 않지만, 발작이 일어나기 전의 증상과 이른바 감기증후군은 구별하기 힘들다. 감기와 달리 천식은 일정한 시각에, 열은 없고, 기타 증상이 없는 것이 특징이다.

==넷째, 소아 천식이 성인에 비해 치료가 어려운 점은 기관지가 좁고, 신축성이 적다는 점이다.==
아이들은 가래를 뱉는 방법을 모르기 때문에 이로 인해 호흡곤란이 심해질 수 있다. 따라서 소아 천식을 치료할 때에 장애가 되는 것은 기침만을 무조건 줄이는 약물 복용이다. 기침은 아이들이 가래를 뱉어 낼 수 있는 유일한 수단이다. 반면에 소아 천식이 성인천식에 대해 치료면에서 갖게 되는 장점은 아이들은 어른에 비해 집중적인 치료와 관리를 받기도 용이하거니와 가정에 있는 시간을 늘림으로서 유해환경으로부터 어느 정도는 차단시킬 수 있기 때문이다. 또 오랜 기간 병을 앓은 것이 아니므로 기관지 자체에 치명적이거나 고질적인 상처가 없는 경우가 많다.

==다섯째, 전체 소아 천식 환자들 중 약 70%가 어렸을 때 자주 감기에 걸려 천식으로 진행된 경우이다.==

감기에 걸려 모세기관지염으로 진행한 뒤 천식성 기관지염, 그리고 천식으로 이어질 수 있다. 소아감기 치료를 소홀히 여겨서는 안 되는 이유이다.

소아 천식의 유형 3가지

소아 천식은 대략 세 가지 정도로 진행된다.

<mark>첫째는 성장하면서 천식이 자연히 치유되는 경우</mark>

<mark>둘째는 성장하면서 일시적으로 천식 증상을 멈추었다가 성장이 끝나면 다시 천식 증상을 보이는 경우</mark>

이것은 기관지 자체가 커지는 관계로 일시적으로 증상을 느끼지 못하는 것으로 보인다.

<mark>셋째는 성장해가면서 끝까지 천식 증상을 보이는 경우</mark>

아주 심한 천식에 해당되며, 대개 유전적인 소지가 있는 경우가 많다. 가족 중에 알레르기성 질환의 병력이 있는 경우가 이에 해당되는 경우 중의 하나이다. 또 천식발작의 정도가 심해 기관지가 많이 손상된 경우에도 천식이 지속되는 원인이 된다.

통계적으로 어릴 때 천식 증상을 보인 아이들 중 20% 정도는 6세 또는 12세 전후에 자연 치유된다고 한다. 따라서 자연 치유를 막연히 기대한다는 것은 무리이다. 게다가 최근에는 소아 천식이 갈수록 급증하는 추세이므로 초기에 확실하게 대응하지 않으면 평생 천식을 달고 살 수도 있다. 당장의 고생이나 불편뿐 아니라 어느 정도 나이가 들고 나면 합병증까지 얻게 되므로 조기 치료가 무엇보다 중요하다.

소아 천식을 신속하게 치료해야 하는 가장 중요한 이유는 천식이 성장에 악영향을 끼치게 된다는 점이다. 또한 성장 과정에서 아이의 인성적인 면에도 좋지 않으므로 적극적인 치료를 받도록 하는 것이 좋다.

소아 천식의 30%는 성인까지 간다

어린이 천식의 약 70%는 성인이 되기 전에 치료가 되지만 나머지 약 30%는 성인까지 이어진다.

어린이는 어른에 비해 기관지의 평활근이 적고 점액 분비가 많아서 기관지가 쉽게 좁아진다. 따라서 호흡곤란이나 기침이 어른보다 더 자주 심하게 발생된다. 또한 정신적, 육체적으로 아직 성숙하지 못하고 오장육부가 모두 연약해서 증상이 급박하게 변하거나 치료하는 과정에서도 여러 가지 합병증을 얻을 가능성도 높다고 할 수 있다. 천식 치료가 제대로 되지 않았을 때에 생길 수 있는 합병증에는 만성적인 호흡기계통의 질환이나 비염, 축농증, 중이염 등이며 이와 더불어 심한 피로, 불안증 등을 일으킬 수도 있다.

한창 뛰어 놀고 자고 나면 쑥쑥 커나갈 나이에 병을 오래 앓게 되면 저항력이 떨어지고 기타 잔병치레가 많아진다. 몸은 약하고 정상적인 발육이나 생활을 하지 못하게 되기 때문에 아이는 아이 나름대로 스트레스를 많이 받아 예민하고 날카로운 상태가 되어 악순환이 지속되기쉽다. 어린이 천식은 천식 자체로의 문제도 중요하지만 기타 다른 여건들을 생각해 볼 때에도 저절로 낫기를 기다리기 보다는 적극적인 자세로 치료를 받아야 하는 질환이다.

소아천식과 증상이 비슷한 유사질환

어린아이들의 천식은 진단부터 간단치가 않아 치료 시기를 놓치는 경우가 많다. 어린아이들의 병중에는 천식과 증상이 비슷한 것이 많기 때문이다. 대표적인 것이 모세기관지염, 천식성 기관지염, 만성 기관지염, 일반적인 감기, 기도내 이물, 후두 또는 기관 연화증, 흡입성 폐렴, 백일해 등이다. 특히 나이가 어릴수록 이런 질환들과 천식을 구분하기 힘들다.

천식성 기관지염

천식성 기관지염이란 천식과 유사한 증상을 보이는 기관지염으로 종종 천명과 가래 끓는 소리가 나고 일반적인 치료에 잘 낫지 않으며 특히 감기가 동반되면 증상이 더 심해지고, 감기도 잘 치료되지 않으며, 그렇다고 천식처럼 심한 기관지 경련을 초래하여 응급실에 입원하는 경우도 드문 일종의 과민성 기관지염이다.

어떤 경우는 만성적인 기침으로 별 특별한 병명을 듣지 못하면서 수 주일 혹은 수개월간을 치료받고 있는 경우도 있다. 이러한 증상을 보이는 어린이가 우리 주변에 아주 많이 보이는데 문제는 이 질병이 오래 지속될 경우, 기관지 천식으로 변한다는 것이다. 그러므로 만성적인 기침을 하는 어린이가 있다면 쉽게 생각하여 소홀히 치료하지 말고 적극적인 관심을 기울일 필요가 있다. 이 시기에 적절한 치료를 잘 받으면 대개 치료가 되며 소아천식으로 이행되지 않는다.

따라서 평소 감기에 걸리지 않도록 각별히 주의하도록 하며 특히 감기에 걸린 아이와 접촉하지 않도록 한다. 또 감기 치료 후에는 반드시 면역을 증강시키는 한방약물을 복용시키도록 한다.

모세기관지염

기관지염이란 바이러스, 세균의 감염에 의해 기관지에 염증이 일어난 상태로, 대개 감기 증후군이 악화된 어린이가 걸리기 쉽다. 기침이 심하고, 더구나 맨 처음에는 마른 기침이던 것이 점차 가래를 동반한 습한 기침이 된다. 어린이의 경우에는 가래가 잘 나오지 않고, 숨을 쉴 때 가래가 기도를 오르내리며 가르랑거리는 소리가 난다.

증상이 더욱 진전되어 기관지 앞쪽에 있는 가는 기관지에 염증이 일어나는 경우가 있는데 이것을 모세기관지염이라고 한다.

천식이 2~5세 정도의 시기에 많이 나타나는 반면 모세기관지염은 6개월을 전후해서 갓난아이에게 많이 일어난다. 갓난아이의 세기관지는 가느다란 데다가 기관지 전체에서 차지하는 세기관지의 비율도 높기 때문에 염증을 일으키는 중증이 된다. 열은 38℃ 이상인 경우가 많지만 기침은 심하지 않다. 호흡할 때 가르랑거리는 소리가 나고 호흡곤란이 오기 쉬우며 안색이나 입술의 색이 파랗게 되는 경우도 있다.

==천식인 경우에는 쌕쌕거리는 천명음이 갑자기 나타나고, 모세기관지염의 경우는 천천히 나타나며 모세 기관지염은 대부분 감기 증상을 동반한다는 데서 약간의 차이가 있다.==

하지만 많은 경우, 심지어 의사들조차 이 둘을 혼동하는 경우가 흔히 있다.

한 가지 알아두어야 할 것은 모세기관지염을 앓으면서 천명음을 나타낸 환자 중 30% 정도는 천식으로 진행된다. 모세기관지염은 여러 번 재발되는 질환이 아니기 때문에 3회 이상 모세기관지염을 앓게 된다면 천식을 의심해 봐야 한다.

이런 아이가 천식에 잘 걸린다

소아 천식을 진단하기 위해서 가장 먼저 살펴보는 것은 아이의 병력과 가족력이다. 아빠, 엄마, 할아버지, 할머니, 사촌 등이 천식이나 알레르기성 비염, 아토피성 피부염을 앓은 적이 있는지를 알아보는 것이 천식의 가능성에 중요한 단서가 된다.

아이가 기침을 얼마나 자주 어느 정도 심하게 하는지, 신생아 때 어떤 호흡기 질환을 앓은 적이 있는지를 상담을 통해 자세히 알아보고 나서 진찰을 통해서 아이의 폐의 상태와 호흡기 전반의 상태, 소화기능에 대해서도 살핀다.

부모가 원하거나 필요하다고 판단되면 알레르기성 체질 검사를 양방에서 실시하도록 할 수도 있다. 이때 주의할 점은 7세 미만의 어린이들은 폐기능 검사를 할 수 없으므로 가능한 검사는 혈액검사 정도이다.

① 어린이 천식은 아무래도 체질과 유전을 떼어놓고 생각할 수 없다.

소아 중에서도 호흡기가 허약하게 태어난 아이들, 또 가족 중에 알레르기성 질환을 앓은 경력이 있는 사람은 천식에 걸릴 확률이 높다.

② 어린이가 비염, 아토피성 피부염과 같은 다른 알레르기 질환이 있을 경우 천식이 올 가능성이 아주 높다.

통계적으로 기관지 천식 환자의 약 80% 정도가 만성 비염을 함께 갖고 있으며, 비염환자의 20%는 기관지 천식을 같이 앓고 있는 것으로 알려져 있다.

③ 아이들은 심한 운동, 찬 공기, 찬 음식, 정신적인 스트레스, 감기 등 바이러스 감염이나 독감, 모세기관지염 등의 병을 앓고 나서 천식이 잘 생긴다.

아이들은 폐 등 호흡기의 발달이 미숙해 어른들보다 감기도 더 잘 걸리고 합병증도 더 잘 얻기 때문이다.

④ 체질적으로 소화기능이 약한 아이들 중에 천식을 앓는 경우가 많다.

호흡기 질환인 천식이 무슨 소화기능과 관련이 있겠느냐 생각하겠지만 우리 몸은 각자 따로 따로가 아니라 상호 유기적인 관계에 있다. 한방에서는 소화기능이 약하면 호흡기능에도 영향을 줘서 함께 약화된다고 본다. 따라서 소아 천식을 치료할 때도 천식 증상과 함께 소화기능을 같이 아울러서 돌봐줘야 시너지 효과를 얻을 수 있다.

이런 경우에는 천식을 의심해 보자.

- 에어컨 바람을 포함한 찬바람 등으로 몸을 차게 하면 기침을 한다.
- 달리기 등 심한 운동을 하면 숨이 차고 기침을 한다.
- 별다른 이상 없이 3주 이상 발열이나 오한 없는 기침을 발작적으로 한다.
- 찬 것을 먹으면 기침을 한다.
- 먼지나 냄새, 연기에 약하다.
- 밤중에 열은 없는데 발작적으로 호흡곤란과 기침이 있다.
- 기침 감기에 자주 걸린다.
- 이유 없이 기침이 오랜 기간 지속된다.

소아천식 & 단계별 한방치료

　소아천식이 성인천식에 비해 치료 면에서 가지는 장점은 아이들은 어른에 비해 집중적인 치료와 관리를 받기 용이하다. 가정에 있는 시간을 늘림으로써 유해환경으로부터 어느 정도 차단시킬 수 있다. 또 오랜 기간 병을 앓은 것이 아니므로 기관지 자체에 치명적, 고질적인 상처가 없는 경우가 많다는 점이다.
　감기가 반복되고 천식기운이 느껴지는 초기 단계에는 삼소음에 소청룡탕을 합방하여 여러 증상을 일시에 없애주는 효과를 얻기도 한다.
　소아, 영유아는 특히 소화기성 감모 즉 감기를 앓기 쉽다. 따라서 식욕부진, 장염 등을 동반할 때는 소화기 치료제인 양위탕에다가 감기 치료를 가감하여 치료하는 것이 중요하다.
　소아천식의 단계별 한방치료 방법은 다음과 같다.

첫째, 천명기 - 천식 발작기

　해표양진탕, 소청룡탕(비만하거나 이(귀), 비(코), 인(목)에 수독이 많이 쌓여 있는 경우), 소아진해탕, 선방패독탕(염증을 주로, 인후염, 후두염, 고열을 동반할 때) 등을 응용한다.

둘째, 해수기 - 발작기를 지나 천명이 거의 없으며 가래가 있기도 한데 기침은 대개 발작적으로 일어나 백일해와 비슷

　찬바람만 쐬어도 기침이 나오고 이른 아침에도 콧물, 재채기와 함께 심한 기침을 동반한다.

　이때는 육미지황탕, 청상보하탕, 건폐탕, 삼소음 등을 가미해서 사용한다. 경우에 따라 진해고를 동시에 처방하기도 한다.

셋째, 완해기 - 천명, 해수, 호흡곤란이 지나간 후

　본(本)이 허약해졌기 때문에 본을 보강해 주는 육군자탕, 팔물탕, 육미지황탕, 청상보하탕에 호흡기 보강에 좋은 녹용 등을 가미해서 쓴다.

　이때는 진해고를 상시 복용하면 효과가 있다.

양방에서의 치료

기관지 확장제

좁아진 기관지를 넓혀주는 역할을 하는 약물 중 흡입제는 기관지에 직접 작용하기 때문에 짧은 시간에 강한 효과를 나타내 널리 사용되고 있다. 부작용으로는 맥박이 빨라지고 손이 떨리는 증상이 있을 수 있다. 작용시간에 따라 기관지 확장 효과가 1~2시간 안에 없어지는 속효성과 12간 이상 지속되는 지속형이 있다. 기관지 확장제는 천식의 근본 문제인 기관지의 알레르기 염증을 없앨 수는 없다.

항염증제

기관지의 알레르기 염증 반응을 억제하고 천식 발작을 예방하는 약으로 스테로이드, 크로몰린제, 항류코트리엔제 등이 있는데 이 중 스테로이드는 가장 효과적인 천식 치료 약물로 효과가 나타나는데 수 시간이 걸리나 그 효과는 장시간 지속된다.

　항염제는 알약, 주사제, 흡입제 등의 형태로 사용하는데 알약으로 복용할 경우 혈당 증가, 혈압 상승, 체중 증가, 위궤양, 골다공증 등의 부작용이 나타날 수 있다.

이렇게 먹어야 천식과 멀어진다

규칙적인 식사가 가장 중요하다.

가능한 시계처럼 정확한 식사시간을 잘 지키고, 생활리듬이 흐트러지지 않도록 한다.

아이가 천식이 있는 경우 가족 모두가 함께 건강한 생활을 하는 기회로 생각하고 자연식품 위주의 식생활로 바꾼다.

가공식품, 자극적이고 화학조미료가 많은 반찬보다는 된장국이나 나물, 채소, 생선 등이 좋다.

이때 아무리 좋은 채소와 과일이라 하더라도 약처럼 환자 한 사람만 먹으라고 한다면 아이가 거부감을 느끼고 잘 먹지 않으려고 한다. 즐거운 대화를 하면서 온가족이 함께 먹는다면 자연식품을 먹이는 것도, 가공식품을 끊는 것도 그리 어려운 일은 아닐 것이다.

천식과 멀어지는 식품 vs 가까워지는 식품

천식과 멀어지는 데 도움이 되는 식품은 신선한 채소, 콩이나 해조류, 뼈째로 먹는 생선, 당근, 호박, 시금치 브로콜리 등 녹황색 채소이다. 이들 식품을 매 끼니마다 고루 먹는 것이 좋다.

반면 천식이 있다면 소시지, 햄, 베이컨, 치즈, 통조림, 과자, 아이스크림 등 가공식품이나 인공첨가물이 들어 있는 식품은 피하는 것이 바람직하다.

찬 음식도 너무 많이 섭취하지 않도록 한다. 찬 음식을 너무 많이 먹으면 위장 기능이 떨어져 호흡기에 좋지 않기 때문이다.

소아천식에 좋은 운동 & 나쁜 운동

천식에 좋은 운동은 수영, 걷기, 등산, 체조

　천식이 있을 때 많이 추천되는 운동 중의 하나는 바로 수영이다. 수영은 약한 호흡기능을 단련하는 데 좋을 뿐 아니라 발작이 일어나기 힘든 운동이기 때문이다. 다만 수영을 겨울이나 환절기에 하면 감기에 걸리기 쉬우므로 따뜻한 봄이나 여름, 초가을에 하는 것이 좋다. 수영 후 감기에 걸리지 않도록 머리나 몸을 완전히 말리는 습관을 잘 익히도록 부모님이 도움을 주는 게 좋다.

　이외에도 신선한 공기를 마셔 심폐기능을 강화해 줄 수 있는 운동, 특히 아이 혼자가 아니라 다른 아이들과 함께, 혹은 부모나 가족들과 함께 할 수 있는 운동이 좋다. 예를 들어 걷기나 등산, 체조, 배드민턴, 댄스 등 여러 가지가 있다. 1주일에 2~3회 시간을 정해서 부모나 형제가 함께 참

가하여 함께 하는 '놀이'처럼 운동을 하는 것이 바람직하다.

격렬한 운동은 삼가는 것이 원칙

축구나 농구 같은 매우 격렬하고 운동량이 많은 스포츠는 운동유발 천식이 일어나기 쉬운 것으로 본다. 아이들이 힘들어하기 때문에 부모 입장에서는 절대로 시키고 싶어하지 않을 수도 있다. 의사 입장에서도 실제로 발작을 일으킬 수도 있으므로 만류하는 경우가 많다.

하지만 아이들이 좋아해서 즐기는 정도라면 굳이 말리지는 않도록 권하고 싶다. 땀을 흘리는 것 자체가 자율신경 단련에 도움이 되고, 기관지의 자율신경 균형 감각이 나쁘기 마련인 소아천식에 긍정적인 효과를 가져올 수 있기 때문이다.

운동을 하는 데 있어 공통되는 주의사항은 어떤 운동을 하든지 준비운동을 충분히 하는 것이다. 가만히 있다가 갑자기 뛴다거나 농구나 축구에 뛰어들거나 하는 것은 천식 발작을 자초하는 행동이다.

먼저 가벼운 체조로 체온을 올린 다음에 점진적으로 운동 강도를 높여 간다. 운동량을 늘릴 때에도 마찬가지 원리로 하루,

일주일, 한달 단위로 계획성 있게 운동을 실시하도록 한다.

중요한 것은 평소 관리를 잘 하고 천식발작을 잘 예방하는 것이다. 준비와 예방, 그것이 최선이다.

천식을 개선하는 일상생활 수칙

아이의 마음을 이해한다.

천식으로 급성 발작이 일어나는 동안에 아이는 질식과 죽음에 대한 공포와 슬픔, 불안에 처하게 된다. 고통스럽고 이해받지 못하는 자신의 처지로 인해 의심과 공포가 생기면 반항적이고, 위축될 수도 있다. 학교출석, 체육시간의 참여여부, 친구 사귀기 등에서 다른 아이들과 달리 갈등을 느낄 수밖에 없다.

이때 부모는 아이에게 할 수 있는 것과 해서는 안 되는 것을 정리해 일러주고, 아이가 판단을 위해 갈등하는 상황을 줄여줄 필요가 있다. 전문의와 의논해서 아이의 활동범위를 미리 정하는 것이 도움이 된다.

지나친 제약으로 인해 아이가 억압된 느낌을 갖게 한다거나 과잉보호를 하지 않도록 해야 정신적인 스트레스를 덜 받는다.

과잉보호하거나 일관적이지 못한 태도는 삼간다.

천식을 앓는 자녀에 대한 과보호가 다른 형제들의 반감과 질투를 사는 경우도 생길 수 있다. 천식은 만성질환이고, 부모의 양육태도가 일관적이지 못할 경우에 아픈 자녀는 과잉보호에 의해서 나약해질 수 있다. 또 다른 형제들은 소외감에 빠질 수 있으므로 부모의 일관되고 공정한 양육태도가 중요하다.

밤낮을 가리지 않고 천식 증상이 나타나는 탓에 괴로워하는 아이를 돌보느라 보면 부모들이 수면장애를 겪기 쉽다. 그로 인한 피로감과 불안, 죄책감, 좌절감, 재정적 곤란 등으로 힘들어하는 경우가 많다.

감기를 잘 예방한다.

감기로 인한 기관지의 협착 등은 천식발작의 경우 더욱 위험한 요인이 된다. 천식이 있는 아이가 감기에 걸리지 않도록 균형 있는 영양 섭취와 적당한 휴식, 규칙적인 생활을 하도록 돕는다.

가족 모두가 위생에 주의한다.

또한 아이는 물론, 온 가족이 식사 전후의 손 씻기, 양치질 등의 올바른 위생에 신경을 써야 한다. 실내에서는 가족 모두가 절대금연하는 것도 중요하다.

집먼지 진드기 등 과민반응 물질을 피한다.

알레르기성 천식 하면 '집먼지 진드기'를 생각할 정도로 집먼지 진드기라는 항원은 널리 알려져 있다. 사실 우리 생활환경 어디에나 존재하는 이러한 알레르기 인자를 100% 막는다는 것은 불가능한 일이다. 상식적인 선에서 아이가 과민반응을 보이는 물질을 멀리한다.

평소 집안을 청결하게 하려는 노력을 하되 특히 아이가 자는 방은 더욱 신경을 쓴다. 침구 이외에 먼지를 모으는 인형이나 책 등을 분리시키고, 매일매일 바닥을 물걸레로 닦는 게 좋다.

적당한 보온에 신경쓴다.

평소 찬바람을 가급적 오래 쐬지 않는 게 좋다. 춥다고 아이에게 옷을 너무 많이 입히거나, 반대로 너무 얇게 입히지 않도록 한다. 추운 날씨에는 옷을 너무 두꺼운 옷을 입는 것보다는 내의를 이용한 현명한 보온을 해주고, 환절기에는 속옷을 적당히 입도록 한다.

05 만성화되기 쉬운 노인성 천식

노인의 천식은 대체로 난치병으로 장기간 지속되고, 또 사망하는 경우도 적지 않다. 한편으로는 노인이 되어 비로소 천식이 발병되는 경우가 있다.

면역력 떨어지는 경우에는 요주의

 노인의 천식은 성인의 천식과는 다른 특징이 있고, 진단과 치료에 있어서도 주의를 요하는 점들이 있다. 노인의 천식은 대체로 난치병으로 장기간 지속되고, 또 사망하는 경우도 적지 않다. 다른 한편으로는 노인이 되어 비로소 천식이 발병되는 경우가 있다.
 노화로 인해 호흡기에 올 수 있는 변화는 우선 폐포의 표면적과 폐의 탄력이 감소한다는 것이다.

기도감염이 쉽고 만성화되기 쉽다

 노화란 신체 각 부분의 기능이 떨어지는 측면도 있지만 면역력이 떨어진다는 점도 매우 중요하게 생각해야 할 점이다. 젊은 사람은 면역력이

여기서 잠깐

폐포란?

폐로 들어가 잘게 갈라진 기관지의 맨 끝에 붙은 포도송이 모양의 주머니가 폐포. 이 폐포가 하는 일은 호흡을 원활하게 하고, 가스를 교환하고, 폐에 침입한 먼지나 세균을 먹어치우는 일이다.

폐포가 작아지면 당연히 호흡에도 지장이 생기는데, 바로 폐의 호흡량이 줄어드는 것이다. 따라서 이런 상태에서 조금만 기도폐색이 와도 숨이 차고 호흡곤란이 와서 위급한 상황이 될 수 있다.

높기 때문에 쉽게 병에 걸리지 않고 또 일단 걸렸다 하더라도 휴식만 잘 취하면 스스로 병을 이겨낼 수 있다.

하지만 노인들은 정반대다. 가장 손쉬운 감염경로는 호흡기이다. 즉 기도 감염이 잘 되는데 감기, 기관지염으로 이어지고 적절한 치료를 하지 않으면 만성이 된다. 물론 심한 증상이 아니면 의료기관을 잘 찾지 않는 노인들의 경향도 만성질환으로 이어지는 한 요인이다.

노인성 천식의 합병증 2가지

노인성 천식과 함께 올 수 있는 호흡기 관련 질환에는 대표적으로 폐기종과 기관지 확장증이 있다.

폐기종

폐기종은 주로 50대 이후의 남성에게 많이 나타나는데, 가장 큰 원인은 장기간의 흡연이다. 숨을 들이마시기는 하나 유해한 공기가 폐 속에 남아 있어 폐포를 손상시킴으로서 다시는 회복되지 않는 것이다.

증상은 점차 호흡 곤란과 기침이 심해지고 진득한 가래의 양이 많아진다. 피로, 권태가 반복되며 체중이 줄고 앞으로 굽힌 독특한 자세를 취하게 된다.

폐기종은 손상된 폐포가 다시 재생되지 않기 때문에 더 이상의 진행을 막는 데에 치료의 초점을 둔다.

담배를 끊고, 충분한 영양과 높은 칼로리의 식품을 많이 먹도록 하며, 특히 수분을 충분히 섭취하도록 해야 한다.

기관지 확장증

기관지 확장증이란 원통 모양의 기관지가 넓어지는 것을 말한다. 만성 기관지염의 증상과 함께 점액 분비가 많은 것이 특징이다. 하루에 400~500cc의 다량의 가래와 기침이 나오고 때로 피를 토하거나 피가섞인 가래를 뱉은 경우도 있다.

체력 소모가 매우 많은 질환이므로 고단백, 고칼로리로 충분한 영양섭취를 해야 한다. 또 기관지를 자극할 수 있는 대기오염이나 찬바람, 먼지 등을 피하는 것이 좋고, 금연은 필수적이다.

비교적 경증의 경우로 체력이 쇠하지 않았을 때는 '소청룡탕'이라는 처방을 쓰고, 병세가 진행되고 체력이 약하여 가래가 잘 배출되지 않았을 때는 '패모탕'이라는 처방을 쓴다.

노인성 천식의 한방치료

노인성 천식은 젊은 사람의 천식과 달리 전신의 기혈(氣血)이 부족하기 쉬우므로 환자의 체력 조건을 가장 먼저 고려하여 처방한다. 또한 심장, 신장, 소화기계 등의 기능 또한 원활하지 못한 점 등도 고려 대상이 된다. 한약을 처방할 때에는 강한 치료효과보다는 흡수가 잘 되며, 심장 등 다른 장기에 무리가 가지 않도록 한다.

노인성 천식을 치료할 때는 고려할 부분이 있다.

노인의 경우 고혈압이나 당뇨병 등 다양한 성인병을 동시에 앓고 있는 경우가 많다.

이들 성인병의 증상 자체가 천식의 악화요인이 되기도 하고, 때로는 복용 약물로 인해 의약성 천식이 올 우려도 있다.

또 하나는 노인의 경우 약물 부작용의 빈도가 젊은 사람에 비해 배로 증가하는 경향

이 있다.

신장기능이 저하되면 배설기능에 장애가 생기므로 약물들이 체내에 축적되기 때문인데 이로 인해 약물 독성에 의한 부작용의 발생위험이 증가하는 것이다.

따라서 노인성 천식을 치료하는 데 있어서 약물치료는 일반 천식환자와는 달리 합병의 여부, 현재 복용하는 약물 등을 잘 알고 선택해야 한다. 또한 환자의 신체적, 심리적인 특성을 파악하여 약물을 신중하게 복용하도록 한다. 약물치료와 함께 영양요법, 운동요법도 병행함으로써 평소 체력을 향상시켜 감기 예방에도 신경써야 한다.

증상이 악화되기 쉬운 겨울

노인성 천식 환자에게 가장 주의해야 할 계절은 겨울이다. 노인 환자는 실내가 조금만 건조해도 감기에 걸리거나 병이 악화되기 쉬우므로 실내습도 조절에 특히 신경 써야 한다.

가장 알맞은 실내 습도는 60~65%, 섭씨 온도 20도로 맞추는 것이 좋다. 이 정도의 습도라면 체내로 세균이 침투하는 것을 효과적으로 막을 수 있다. 겨울철 실내 온도가 바깥보다 높고 반대로 습도는 낮아서 건조해지면 세균 침투를 막아주는 콧속의 점액질이 말라 체내에 각종 바이러스가 침투하기 쉬워진다.

천식이란 질환 자체가 단시간 안에 완치를 기대할 수 있는 질환은 아니지만 노인성 천식환자를 치료할 때에는 특히 빠른 효과를 바라고 조급한 마음으로 치료를 받는 것은 피해야 한다.

천식 증상을 완화시키는 한방차

기침이 나고 숨이 차서 눕지 못할 때

정력자 15g과 대추 20개를 함께 달인다. 대추가 푹 물러질 때까지 달인 다음 대추를 꺼내고 즙을 짠다. 이것을 하루 2번으로 나누어 마시면 된다.

기침이 나고 숨이 찰 때

백과 15g, 마황 10g, 소자 15g, 상백피 15g에 물을 붓고 달인다. 이것을 하루에 2번으로 나누어 마신다.

기침이 나면서 숨이 찰 때

정력자 40g을 갈아 한 번에 7~8g씩 하루에 3번, 등심초와 대추를 달인 물로 마신다.

폐허로 기침이 날 때

오미자 10g, 당삼 10g, 도인 15g을 물을 달여서 하루에 2번 마신다.

06 천식과 멀어지는 생활

너무 찬 공기나 탁한 공기를 마시는 것, 과도한 운동이나 피로를 피하고, 늘 집안 환경을 깨끗하게 유지해야 한다. 천식 환자의 환경 관리는 일반적인 알레르기 질환과 비슷하다.

천식환자를 위한 생활관리 Q & A

천식 중 집먼지 진드기가 원인인 경우는 얼마나 될까?

천식을 일으키는 알레르기 원인 물질은 여러 가지이다. 이 중에서 우리나라 천식 환자들 가운데 집먼지 진드기가 원인인 경우가 60~70%로 많은 비중을 차지하고 있다.

집먼지 진드기를 없애는 방법은?

집먼지 진드기는 뜨거운 물을 싫어하므로 침대 시트나 베개 시트, 옷 등은 55도 이상의 뜨거운 물로 세탁한다. 찬물에서는 집먼지 진드기가 죽지 않는데 벤질벤조인산 0.03%를 물에 타서 빨래하면 살균효과가 높다. 이런 세탁 방법과 더불어 이부자리를 자주 햇볕에 쬐고 건조시키는 것도 좋은 살균법이다.

또 중요한 것이 집안의 바닥 청소이다. 진공 청소기를 사용해 집안을 자주 청소하는 것이 필수적이다. 집먼지 진드기나 바퀴벌레 배설물 등은 대부분 실내 바닥에 떨어져 이리저리 이동되므로 실내의 구석구석을 잘 청소한다.

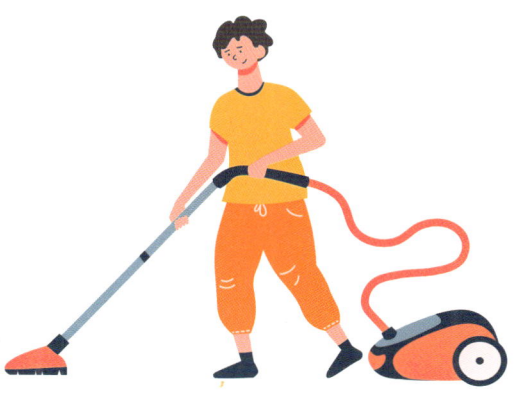

곰팡이도 좋지 않을까?

당연하다. 곰팡이는 습기를 가장 좋아해 부엌이나 욕실같이 습한 곳에 생기지 않도록 한다. 여름 장마철에는 실내에 보일러를 한 번씩 가동시켜 습한 기운을 말려 주도록 한다.

실내 습도는 어느 정도가 적당할까?

집먼지 진드기는 실내 온도 25~28도와 실내 습도 75~80%인 환경을 가장 좋아한다. 실내습도가 50% 이하로 유지되면 집먼지 진드기가 많이 줄어든다.

환기를 자주 시키는 것이 좋을까?

물론 답답하고 유해한 실내 공기를 환기시켜 주는 것은 바람직하다.그렇다고 해서 황사가 예고된 날이나 꽃가루가 날리는 날에도 무조건 환기를 시키는 것은 오히려 해롭다. 호흡곤란이나 기침 등의 증상이 특정계절에만 일어나는 경우에는 꽃가루의 영향일 가능성이 크니 외출을 자제하고, 외출시에는 마스크를 착용하는 것이 좋다.

가정생활의 각종 제품을 고르는 기준은?

최대한 천 사용을 줄이도록 한다. 예를 들어 소파도 천소파 대신 천연 가죽이나 인조 가죽을 쓰고 천으로 된 커튼 대신에 버티칼 블라인드를 쓰는 것이 좋다.

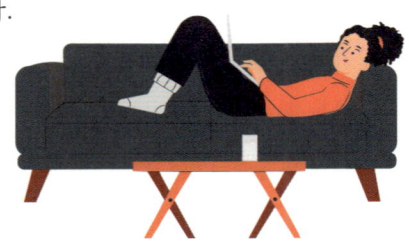

에어컨 사용은 어떨까?

에어컨을 사용하면 더운 날씨에도 창문을 닫을 수 있어 외부의 알레르겐이 실내로 들어오는 것을 막을 수 있다. 또 에어컨은 실내의 습도를 낮춰 주는 효과도 있어 좋다. 한 가지 신경써야 할 점은 너무 낮은 실내 온도를 유지해서는 안 된다는 것과 필터의 오염 여부이다. 주기적으로 잘 확인하도록 한다.

공기청정기 사용은?

공기청정기 역시 각종 냄새나 공기 중의 먼지 등을 제거하는 데 좋다. 하지만 공기청정기가 있다고 해서 바닥 청소을 소홀히 해서는 안 된다. 공기청정기가 실내 바닥에 쌓인 먼지나 집먼지 진드기까지 없애주지는 않는다.

애완동물을 키우면 안 된다던데?

털이 있는 모든 동물은 원칙적으로 기르지 않는 것이 좋다. 특히 개와 고양이는 좋지 않은 영향을 끼칠 수 있다. 비슷한 이유로 털인형이나 봉제 인형도 가급적 사용하지 않도록 하며 이미 가지고 있을 경우에는 매주 뜨거운 물로 세탁하도록 한다.

천식환자에게 감기가 어떤 영향을 끼칠까?

아이들은 감기 때문에 천식이 오는 경우가 많다. 일교차가 심한 환절기에는 특히 주의해서 감기에 걸리지 않도록 해야 한다. 감기가 유행하는 환절기엔 외출을 삼가고 사람들이 많은 공공장소는 피해야 한다. 감기에 걸린 사람과 접촉하는 일도 피하는 것이 좋다. 손발을 항상 깨끗하게 유지하고, 외출했다가 돌아오면 바로 손발을 씻는 습관이 필요하다.

물론 아무리 주의해도 감기는 걸릴 수 있다. 감기에 걸리면 바로 치료를 받는다.

다른 유해물질은 뭐가 있을까?

페인트나 가구 칠 냄새, 연탄가스 등도 천식을 자극할 수 있으므로 피하는 것이 좋다. 헤어 스프레이, 고기나 생선을 구울 때 나는 연기나 악취도 좋지 않다. 사실 냄새 자체로 알레르기를 일으키지는 않지만 냄새가 나면 코의 점막을 자극하고 점액을 증가시켜 알레르기를 악화시킬 수 있다. 이러한 원인으로 각종 스프레이 제품, 향수, 향이 강한 비누, 샴푸, 로션 등도 주의하도록 한다.

계속 흡연해도 괜찮을까?

천식환자가 있는 가정에서 아직도 흡연을 하는 가족이 많은 것으로 보인다. 흡연은 그 당시에도 유해물질이 많이 나오지만 벽이나 바닥 섬유 등에 냄새가 배기 때문에 집안에서는 반드시 금연하는 것이 바람직하다.

가습기를 어떻게 사용해야 할까?

천식환자가 있는 가정에서 가습기를 사용하는 것에 대해 의견이 분분한 것을 본 적이 있다. 결론부터 말하자면 가습기를 제대로 관리할 자신이 없으면 차라리 사용하지 않는 것이 낫다.

가습기는 참 편리한 물건이지만 한편으로는 애물단지이기도 하다. 요즘 가정들의 실내 온도가 높은 상황에서 가습기를 사용하지 않는 한나절에도 얼마든지 세균들이 생겨날 수 있기 때문이다. 세균이 생겨난 상태에서 가습기를 가동하면 세균이 바로 폐로 흡입될 수 있는 만큼 주의해야 한다. 초음파식과 가열식 중 가열식 가습기를 쓰는 것이 비교적 세균에 오염될 우려가 적고, 물방울 입자가 적어 어린이나 노인, 천식환자에게 좋다.

천식과 비만과의 관계는?

대체적으로 비만인 사람이 정상인보다 천식 유발이 더 높다. 비만한 사람은 아무래도 계절 변화에 따른 기

여기서 잠깐

올바른 가습기 사용법

① 물은 매일 갈아주되, 끓였다 식힌 물을 사용한다.

② 청소는 매일 하되 물통 속까지 깨끗이 씻고, 분무통과 몸체도 매일 청소한다. 본체 내부나 물통 안쪽에는 가급적 세제를 사용하지 않는 게 좋지만, 심하게 더러울 때는 주방세제를 이용해 깨끗이 씻는다.

③ 오랜 시간 사용하지 않을 때는 물통과 수조의 물을 완전히 빼고 건조시켜서 보관한다.

④ 가습기 분출구가 얼굴을 향하지 않도록 하며, 최소한 2~3m 거리를 두도록 한다.

⑤ 가습기는 바닥에서 50㎝ 이상 높은 곳에 두어야 바닥에 물방울이 맺혀 미끄러워지는 것을 방지할 수 있다. 같은 이유로 벽면과도 거리를 두어야 한다.

후 적응력도 떨어지고 운동도 소홀해 전반적인 몸의 저항력이 떨어지기 쉬우므로 평소에 비만을 해소하기 위해 노력하는 것은 천식 예방에도 어느 정도 도움이 된다.

식생활에서 주의할 점은?

　천식이 빨리 나으려면 식생활에도 신경을 써야 한다. 폭음, 폭식은 좋지 않고, 발작의 원인이 되는 음식은 피해야 한다. 물론 그런 음식은 개인적으로 각기 다르다.

　평소 영양의 균형이 깨지지 않도록 하고, 찬 음식이나 찬 음료를 너무 많이 섭취하는 것은 천식에 나쁜 영향을 미친다. 특히 여름철 많이 먹는 아이스크림이나 찬 콜라, 냉수 등은 조심하는 것이 좋다. 이런 식품들은 위장의 기능을 떨어뜨리고 더불어 호흡기에도 좋지 않은 영향을 미치기 때문이다. 식품첨가물, 색소, 방부제 등이 많이 들어가는 음식도 피해야 한다.

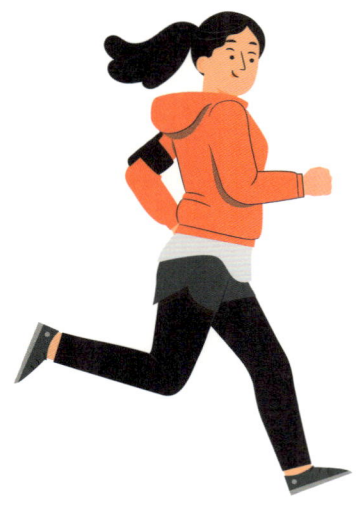

장기적인 관리는 어떻게 하나?

　장기적인 천식 관리를 위해서는 체질에 맞는 음식과 폐, 기관지를 강화시키거나 면역기능을 높이는 식품을 이용하는 것, 체질에 맞는 한방차를 꾸준히 복용하는 것이 도움이 된다.

물론 꾸준한 운동이나 산책을 통해 신선한 공기를 들이마시고 적당한 햇볕을 쬐는 시간도 몸의 면역력을 강화시키는 데 좋다.

호흡기 건강에 좋은 식습관

채식하면 천식의 예방, 치료에 도움

천식을 예방하고 치료하는 데는 채식이 좋은 식사법이라고 할 수 있다. 관련 연구결과들이 이것을 증명한다.

2018년 프랑스 파리 제13대 롤랑 앙드리아나솔로 역학 교수 연구팀이 성인 남녀 3만4776명을 대상으로 실험한 결과, 과일과 채소를 많이 섭취했을 때의 천식 발생률이 안 먹었을 때에 비해 남성은 30%, 여성은 20% 낮았다.

천식 환자의 경우에도 과일과 채소 섭취량이 많을수록 천명(숨 쉴 때 쌕쌕거림), 호흡곤란, 가슴 압박감 등의 천식 증상이 잘 관리될 가능성이 남성은 60%, 여성은 27% 높았다. 연구팀은 과일과 채소에 항산화, 항염증 물질이 많이 들어있기 때문인 것으로 분석했다.

책임 있는 의학을 위한 의사 연구회(PCRM)에서도 천식과 식습관의 연관성을 연구한 6개 연구에서, 과일과 채소를 중심으로 섭취하는 '식물성 식이요법'이 천식을 예방하는 효과가 있는 것으로 나타났다. 실제 8주간 식물성 식품을 위주로 섭취한 천식 환자는 일반 식습관을 유지한 천식 환자보다 약물 사용량이 감소하고, 증상도 줄었다. 식물성 식품에 많이 들어 있는 항산화 물질인 '플라보노이드'는 항염증 기능을 했고, 섬유질을 많이 섭취하면 폐 기능 개선에 도움이 되기 때문인 것으로 추정된다.

천식이 있을 때 좋은 식습관

평소 수분을 충분히 섭취하라

매일 따뜻한 물을 충분히 마시면 가래를 묽게 하여 기도에서 가래가 쉽게 배출될 수 있다. 수분을 자주 섭취하되, 식전 30분과 식후 1시간 30분에 마시는 것이 소화에 좋다.

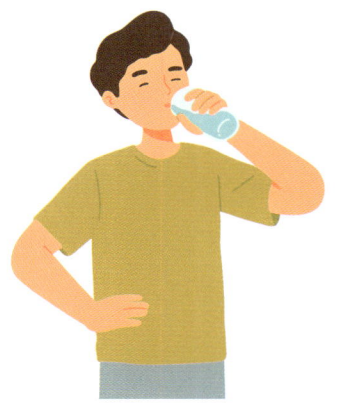

음식은 적당량 먹어라

과식이 천식발작의 원인이 될 수 있다. 따라서 음식은 적당히 먹는 것이 좋다. 특히 취침 전 늦은 시간에 저녁식사나 야식을 즐기는 것은 피해야 한다. 저녁식사의 양은 약간 모자란 듯이 하는 것이 여러 모로 건강에 좋은 습관이다.

비타민 섭취에 신경써라

비타민 A

천식이 있을 때 충분히 섭취해야 하는 영양소로는 비타민이 대표적이다. 이 중 비타민 A는 조직재생과 면역계에 중요한 영양소로 대기오염 물질로부터 폐를 보호하며 기도점막의 건강에 도움이 된다.

간이나 생선간유, 녹황색 채소 등에 풍부하다.

비타민 B

신경안정에 좋고, 면역에 필요한 효소를 활성화시키는 영양소이다.

비타민 C

면역계를 튼튼히 하는 영양소로 기관지 건강에 중요하다. 스트레스를 받을 때, 날씨가 춥거나 더울 때, 혹은 담배를 피우거나 대기오염에 노출된 상황에서 더 많이 필요한 영양소이다.

신선한 채소와 감귤류 등의 과일에 비타민 C가 많이 들어있으므로, 매끼 적당량을 섭취하는 게 좋다.

비타민 E

비타민 E는 대개 오염물질로부터 기관지와 폐를 보호하고 면역력을 높여준다.

잣이나 호두, 해바라기씨, 호박씨, 소맥배아유, 참기름, 들기름 등을 통해 비타민 E를 섭취할 수 있다.

망간을 잘 섭취하라

만성 망간결핍증이 천식의 원인이 되는 경우가 많으므로 망간 섭취에 신경 쓴다. 평소에 마늘, 푸른잎 채소, 과일, 여과하지 않은 꿀, 씨앗류, 곡류의 싹(콩나물 등) 등을 많이 먹고, 식사는 콩류, 씨앗, 메밀 등 망간이 많은 식품 위주로 먹는 게 좋다.

이런 식품은 피하라

지방이 많은 음식, 이뇨 작용이 강한 커피, 홍차, 맥주, 너무 차고 뜨겁거나 짜고 매운 자극적인 음식, 알레르기를 일으킬 수 있는 우유, 밀가루, 달걀, 초콜릿, 첨가물이 많이 든 가공식품 등은 피하는 것이 좋다. 설탕이나 아이스크림, 정제가공식품은 절대로 피해야 하고 금연해야 한다.

육류와 생선, 우유 등은 천식발작을 일으킬 수 있으니 주의한다. 우유의 경우 산양유로 대신하면 좋고, 산양유로 요구르트로 만들어 마셔도 좋다.

로열젤리는 최고의 강장식품으로 알려져 있지만, 알레르기나 천식을 앓는 사람에게는 오히려 독이 될수 있다. 일종의 단백질 성분 때문으로, 먹은 후 2시간 만에 부작용이 나타나므로 반드시 주의해야 한다.

국내에서는 이미 보건복지부에서 천식, 알레르기 환자들의 로열젤리 복용을 법으로 금지시켰다.

천식 환자에게는 포도주도 금기식품이다. 조금이긴 하지만 여기에 첨가되는 아황산염 때문에 천식이 나타날 수 있기 때문이다.

꾸준히 운동하되 강도, 날씨 살펴라

매일 할 수 있는 쉬운 운동이 좋다

운동은 천식 환자뿐 아니라 모든 사람에게 도움이 된다. 평소에 건강 상태가 좋다면 더 많은 일을 할 수 있다. 예를 들어 건강한 사람은 건강하지 못한 사람보다 더 쉽게 계단을 올라갈 수 있을 것이다.

흔히 폐질환이 있으면 운동을 피하는 경향이 있는데, 운동은 폐질환 환자에게 더 유익하다. 운동은 심장과 신체근육을 강하게 만들어주고, 산소를 더 잘 이용할 수 있도록 하며, 평안한 느낌을 준다.

폐질환 환자는 증세의 심한 정도에 따라 운동을 할 수 있는 양이 다르다. 일상적인 집안 활동만으로는 운동량이 충분하지 않은 경우가 대부분으로, 좀더 꾸준하고 지속적인 운동이 필요하다. 이때는 하루 10분씩 두 번 평지에서 걷는 것처럼 쉬운 운동부터 시작해서 하루 30분씩 두 번 걸는 것으로 증가시킨다. 더 운동량을 늘리고 싶다면 언덕 오르기, 자전거 타기, 달리기처럼 더 강도높은 운동을 서서히 추가한다.

중요한 것은 운동을 매일 해야 한다는 점이다. 매일 적당량 걷는 것과 같은 규칙적인 운동이 달리기 같이 가끔 격하게 하는 운동보다 더 몸에 좋다. 지나친 운동은 금물이다. 운동 뒤에는 땀을 빨리 닦아주고, 땀에 젖은 옷은 갈아입어야 한다.

습하거나 대기오염 심한 날에는 실내운동

날이 차거나 습기가 많을 때, 대기오염이 심한 때 등은 집안에서 운동하는 것이 낫다. 예를 들어 고정식 자전거 타기, 계단 오르내리기는 좋은 실내운동이다.

특히 도움이 되는 운동은 수영인데, 수영도 개인의 체질에 따라 해가 되는 경우가 있으니 의사와 상의 후에 하는 것이 좋다. 호흡기에는 건조한 공기가 안 좋은데, 청결 상태가 좋고 일정 습도가 유지되는 수영장에서 하는 수영은 일정 습도가 유지돼 호흡기에 좋다. 하지만 감기나 기관지염 등의 호흡기 질환이 동반된 천식의 급성기에는 수영을 피하고, 수영 후 별 증상이 나타나지 않을 때는 계속해도 좋다.

운동으로 숨이 가빠진다면 운동 시작 5~10분 전에 기관지 확장제를 흡입하도록 한다.

> **여기서 잠깐**
>
> ## 마른수건을 이용한 마사지
>
> 마른 수건으로 피부를 마사지하는 것도 폐 건강에 좋다. 한방에서는 피부도 폐와 밀접한 관련이 있다고 보는데, 피부를 단련시킴으로써 호흡기 건강까지 좋아지는 두 가지 이점을 볼 수 있다.
>
> 마사지를 할 때는 갑자기 추운 겨울부터 시작하지 말고 따뜻한 계절부터 시작해 겨울까지 꾸준히 하도록 한다.

이렇게 하면 천식과 멀어진다

① 체중을 가능한 한 표준체중에 가깝게 유지한다.
② 소아는 복합비타민제를 복용하도록 한다.
③ 음식을 골고루 먹는 것이 중요하다.
④ 복합 비타민 B군 제제를 복용하는 것이 좋다.
⑤ 빈혈이 조금이라도 있는 사람은 빈혈을 개선시킨다.
⑥ 음주, 흡연자는 반드시 절제해야 한다.
⑦ 다른 선행질환이 있으면 이를 반드시 치료한다.
⑧ 혈액순환 장애가 있다고 판단되면 신뢰할 수 있는 한의사와 상담하여 순환장애의 원

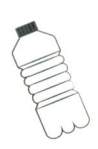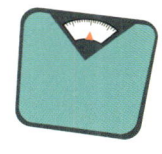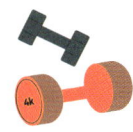

인을 파악해 자신에게 적합한 처방을 받아 치료받는 것이 좋다.

⑨ 위장, 대장 기능의 이상이 있으면 치료해야 한다.

⑩ 무분별한 민간요법이나 한약이 가미된 각종 건강탕제, 건강식품을 맹신하고 복용하는 것은 금물이다.

⑪ 생식 제품은 먹어도 좋다.

⑫ 가공식품과 인스턴트 식품은 천식이 좋아질 때까지 삼가야 한다.

천식환자를 위한 건강수칙 20가지

① 감기에 걸리지 않도록 주의하고, 걸렸을 때는 심해지기 전에 치료한다. 감기는 천식증상을 악화, 재발시키기 때문에 빨리 치료하는 것이 중요하다.

② 호르몬제 사용은 중독성이 있어 의존하게 된다. 근본적으로 치료하려는 마음을 갖는 것이 중요하다.

③ 흡입제 사용의 적절한 사용시기는 기침이 유발되고 난 후가 아니라, 호흡곤란이 유발되려는 기미가 느껴질 때 사전에 사용하는 것이 효과적이다.

④ 꽃가루, 먼지, 솜털(애완용 동물)같은 물질은 기관지를 자극하므로 피한다.

⑤ 정기적으로 물걸레를 이용해 청소를 하고, 청소시에 환자는 자리를 피하도록 한다.

⑥ 털이나 솜으로 된 섬유 제품은 모두 피한다.

⑦ 대기오염이나 황사 등이 심한 날은 집안이 오염되지 않도록 창문을 닫아야 한다.

⑧ 심한 바람, 찬 공기는 기도를 자극해서 천식을 악화시킨다. 이런 날씨에는 모자, 장갑, 양말로 머리, 손, 발을 따뜻하게 유지하는 것이 좋다.

⑨ 목욕을 했을 때는 몸에 물기를 완전히 제거한 후 외출해야 한다.

⑩ 반드시 금연한다.

⑪ 후추같은 자극적인 첨가물은 피한다.

⑫ 스트레스는 기관지 수축을 일으켜 천식을 유발한다.

⑬ 가벼운 운동, 명랑한 기분이 천식치료에 도움이 된다.

⑭ 천식은 초기에 철저하게 치료받아야 한다.

⑮ 기관지 점막의 염증을 방치해 흉터가 생기면 회복이 불가능하고 천식을 더욱 악화시킨다.

⑯ 자극적이지 않은 담백한 음식, 충분한 수분을 섭취하면 가래로 막힌 기도를 편안하게 가라앉히는 데 도움이 된다.

⑰ 이뇨작용이 강한 커피, 홍차, 맥주, 담배 등은 금물이다.

⑱ 변비에 걸리지 않도록 주의하고, 지방이 많은 음식이나 과식도 피한다.

⑲ 마른 수건으로 자주 온몸을 문지르는 것도 폐기능 강화에 도움이 된다.

⑳ 천식 일기에 식사내용이나 운동량, 증상의 정도 등을 써서 자신의 생활을 관리한다.

여기서 잠깐

천식일기를 쓰면 좋아요

천식 환자는 계절의 변화, 날씨의 변화, 자신의 신체적인 변화 등에 의해 증상이 좌우되는 경향이 있다. 따라서 1년간 자신의 증상이 변화하는 과정을 천식일기로 기록해 보면 큰 도움이 된다.

기록해 두지 않으면 스스로도 알 수 없는 점들이 있다. 천식일기에 기록을 해두면 더 객관적으로 자신의 생활습관이나 천식의 원인을 알 수 있다.

천식발작시의 응급처치

천식 증상이 갑작기 심하게 올 때를 천식 발작이라고 한다. 이때는 예측하지 못할 상황이 될 수 있으므로 응급시의 행동방법에 대해 평소 충분한 준비를 해 두는 것이 좋다.

어떨 때 천식발작이 올까?

갑작스럽게 찾아온다고는 하지만 천식 발작이 시작될 때 어떤 증상이 오는지 잘 살펴보면 특징적인 증상들을 발견할 수 있다. 기침을 하거나 천명음을 나타낼 수도 있고, 어떤 경우에는 콧물이 나오거나 코가 가려운 경우도 있다. 소아의 경우에는 잘 놀지 않고 짜증을 내거나 하는 경우도 있다. 이런 세세한 것들은 사실 본인이나 가족이 아니면 의사라도 알기가 힘든 부분이다.

특히 조심해야 하는 겨울철

천식 환자는 기온이 떨어지고 영하의 날씨가 계속되는 겨울철에는 특히 주의해야 한다. 추운 야외로 나가면 숨쉬기가 더 힘들어질 수 있다. 추운 날씨 외에도 감기나 독감, 흉부 감염, 습기, 곰팡이, 집먼지진드기, 장작 난로 등 여러 가지 요인이 증상을 유발할 수 있다.

때문에 천식 증상으로 불편할 때는 야외활동을 하지 않는 것이 좋다. 집안 난방은 집 전체를 난방할 필요가 없다면 가장 많이 사용하는 방을 난방해도 된다. 따뜻한 잠옷을 입고 밤에는 꼭 창문을 닫고 자도록 한다. 또한 두꺼운 옷 하나를 입는 것보다는 얇은 옷을 여러 개 입는 것이 좋다.

호흡부터 편하게 해주고 병원으로!

천식발작시 응급조치의 가장 큰 목표는 호흡을 편하게 하는 것이다.
① 우선 보호자가 환자를 안아 상체를 비스듬히 세워 주면 숨이 덜 찬다.
② 방안의 공기를 환기, 환자가 앉아서 신선한 공기를 마시게 한다.
③ 물을 마시게 하고 계속 환자를 안정시키는 말로 환자를 진정시킨다.
④ 기관지 확장제 등 평소 사용하던 약이 있으면 1차적으로 사용한다.

⑤ 매 10분 간격으로 환자의 호흡과 맥박을 확인한다.

이같은 응급조치를 해도 발작이 멈추지 않거나 호흡곤란 증세가 호전되지 않는다면 구조요청을 하고 바로 의료기관으로 가야 한다. 특히 하루에 천식 발작이 4번 이상 일어나는 경우에는 즉시 의료기관을 찾는 것이 안전하다.

07 감기 다스리기

코, 부비동, 인두와 후두를 포함한 상부 호흡기계가 바이러스에 감염되면 감기. 하부호흡기계의 기관지가 감염돼 염증이 생기면 기관지염이다. 만약 기관지염의 다른 증상이 없어진 후 마른기침이 계속되면 천식이 의심된다.

상기도의 염증, 감기증후군

아침, 저녁과 한낮의 온도 차이가 큰 가을, 초겨울 같은 시기에는 특히 감기에 걸리기 쉽다. 대표적인 호흡기 질환인 감기는 만병의 근원이라 할 수 있다. 우리 몸의 내부가 외부와 접하는 통로인 코, 기관지, 폐 등의 호흡기가 심해진 일교차에 적응하느라 바빠지면 감기, 기관지염 등 호흡기 증상을 일으키는 세균들이 침투하기 쉽다.

감기는 비강, 구강, 인두, 후두 등 상기도의 염증이다. 이 상기도의 염증의 총칭을 '감기증후군'이라고 한다. 인두나 후두 등 제한된 부위에 증상이 심한 급성 인두염, 급성 후두염은 감기증후군과는 다르다.

감기의 증상은 재채기, 콧물, 혹은 목이 따끔따끔하거나 까칠까칠하거나 가벼운 동통감 등으로 시작하는 경우가 많다. 점차 콧물이 늘며, 목의 통증이 강해진다. 아이들은 열이 많이 나지만, 어른의 경우에는 열이 나더라도 미열에 지나지 않는다. 콧물은 1~2일 사이에 점성을 띠고, 누런색

> **여기서 잠깐**
>
> ### 감기다 싶으면 갈근탕
>
> 집에 갈근탕을 상비해 두면 좋다. 감기 조짐이 보일 때는 갈근탕을 하루 세 번 식전이나 식간에 따뜻하게 데워 복용하고 푹 자면 도움이 된다. 갈근과 마황, 계지, 대추, 생강, 감초 등의 약재로 만든 갈근탕은 땀이 나는 발한작용을 통해 피부 속의 한기를 몰아내는 작용을 한다.
>
> 다만 이미 땀이 나고 있거나 땀이 많이 나서 갈증이 있는 감기에는 갈근탕을 복용하지 않도록 한다.
>
> 또한 평소에 호흡기의 기능이 약해 감기에 잘 걸리는 사람은 한약을 복용해 호흡기 기능을 보강해 두는 것이 좋다.

이 되며 코막힘도 생긴다. 기침은 초기에는 마른 기침이다가 가래를 동반한 습기찬 기침으로 바뀐다.

감기는 초기에 잡아라

감기에 걸리면 초기 치료가 중요하다. 때문에 무조건 종합감기약이나 주사로 감기 증상만을 없애려고 하는 경향이 있는데, 이렇게 해서는 우리 몸의 자연 치유력이 점점 약해지게 마련이다.

약보다 우선되는 감기 치료의 첫걸음은 휴식, 보온, 영양 섭취이다. 이 원칙만 지킨다면 4~5일만에 치료되는 것이 보통이다. 방의 난방은 대체로 18~20℃ 정도가 좋고, 추울 때는 22℃ 정도로 하지만 동시에 습도를 높이는 것도 중요하다.

이렇게 해도 호전을 보이지 않을 경우에는 증상에 따른 처방약을 복용해 증상을 완화시키면 체력소모를 줄일 수 있다.

감기 악화로 찾아오는 기관지염과 폐렴

기관지염

 기관지염이란 바이러스나 세균의 감염에 의해 기관지에 염증이 일어난 상태를 말한다. 대개의 경우 감기를 앓다가 기관지염이 되는 경우가 있고 갑자기 찬바람을 맞아 생기는 경우도 있다. 이 경우는 어린이나 노인이 가장 흔하다.

급성 기관지염

 급성 기관지염이면 열이 나면서 마른 기침을 하다가 점차 가래가 생기고 습한 기침이 된다. 기침이 심해지면 가슴이 아프고, 숨이 차며, 입맛이 떨어지고, 머리가 아프다. 어린이의 경우에는 가래가 잘 나오지 않고 숨을 쉴 때 가래가 기도를 오르내리며 가르랑거리는 소리가 난다. 또한 열도 나는데, 고열이라고 할 수는 없다.

   기침은 원래 기관지에 쌓인 점액물을 배출하기 위한 반사운동 등으로 어느 정도는 필요한 반응이지만, 너무 심하면 체력이 소모되므로 진해거담제를 사용해야 할 필요가 있다. 목 부위를 따뜻하게 해주면서 4~5일 안정을 취하면 낫는다.

   이 급성 기관지염을 잘 치료하지 않으면 만성 기관지염으로 넘어가거나 처음부터 만성으로 경과하는 경우도 있다.

만성 기관지염

   감염이나 오염된 공기, 과도한 흡연, 체질적 요인에 의해 기관지에 염증이 생기고 고름 같은 가래를 많이 뱉는 경우 기관지염이라 할 수 있다. 이러한 증상이 1년 중 3개월 이상, 2년 연속적으로 나타나는 경우에는 만성 기관지염이라고 본다.

   기관지염 환자는 기관지 벽의 점액선이 과도하게 증가하여 분비물인 객담이 많이 흘러나오고, 이것이 기관지 벽에 들러붙어 세균의 침입을 쉽게 하거나 기관지를 자극해 기침을 하게 한다. 만성 기관지염이면 찐득찐득한 가래가 목에 붙어서 잘 떨어지지 않는데, 양은 적다.

   기관지염을 예방하기 위하여서는 호흡기에 좋은 운동을 통해 호흡기를 단련하고 면역력을 높이는 동시에 기관지 점막에 자극을 줄 수 있는 조건들을 피해야 한다.

폐렴

　보통의 감기가 악화돼 기관지염이 되고, 거기에서 더 진행돼 폐렴에 이르는 경우가 많다. 갓난아이나 노인에서는 사망률이 높고 중대한 병으로 본다.

　특히 세균으로 일어나는 폐렴은 중증이 되기 쉬우므로 가장 주의를 요한다. 세균성 폐렴은 열이 39~40℃ 정도로 고열이 나고, 고열이 있는데도 손, 발이 차가워지고 맥이 약해지는 경우도 있다. 기침은 가슴속부터 나오는 것처럼 되어, 가슴에 울리며 아프다. 갓난아이인 경우에는 심하면 기침이 나지 않게 되는 경우도 있다.

　또 호흡수가 증가하고 호흡곤란이 일어나며, 콧방울을 실룩실룩거리고 헐떡이는 듯한 숨을 쉬게 된다. 설사, 구토 등도 동반되고 탈수, 전신쇠약, 경련 등이 일어나는 경우도 있다.

　'농흉'이라고 해서 폐의 표면을 둘러싸고 있는 흉막 사이에 고름이 고이는 경우도 있다. 농흉이 되면 계속 약한 기침을 하지만 열이 높아지지는 않는다. 하지만 신속하게 병원치료를 받아야 하는 위중한 질환이다.

어린이 감기는 진행이 빠르다

어린이 감기의 특징

① 증상의 진행이 빠르고 회복도 빠르다.
② 전신증상을 동반하는 경우가 많다.
③ 고열이 나기 시작할 때는 경련을 일으키는 경우가 있다.
④ 설사, 구토 등 소화기 증상을 동반하기 쉽다.
⑤ 발진을 동반하는 경우도 있다.
⑥ 열, 설사, 구토가 겹치면 탈수 증상을 일으키기 쉽다.
⑦ 6개월 미만인 갓난아기는 2차 감염을 일으키기 쉽다.

갓난아기의 감기는 어른에 비해 진행이 빠르고 증상도 격심하고, 전신 상태를 동반하는 경우도 적지 않아 재채기, 콧물, 기침과 같은 일반적인 감기 증상 외에도 갑자기 고열이 나거나 호흡곤란이 생기거나 열 경기(熱驚氣)를 하는 경우까지도 생긴다. 그러나 일단 회복하기 시작하면 순식간에 좋아지는 것도 어린이 감기의 특징이다.

설사, 구토, 식욕부진 등과 같은 소화기 증상을 동반하는 경우가 많은 것도 어린이 감기의 특징이다. 특히 갓난아기는 소화기의 발달이 미숙한 만큼 설사를 하기 쉽고, 설사가 오래 계속되는 경우가 있다. 또한 위도 술병을 세운 듯한 모양을 하고 있어 생리적으로 토하기 쉬우므로 기침할 때 토하는 경우도 있다.

열이나 설사, 구토가 겹치면 탈수증상을 일으킬 위험도 있다. 오줌의 양이나 침이 적어지는지 잘 관찰한다. 탈수상태가 더 진행되기 전에 수분 보충을 충분히 한다. 수분 보충은 흰죽, 보리차, 녹차 등을 차게 먹는다. 설사나 구토가 심할 때는 알칼리 음료를 마시게 하면 미네랄 보급에 도움이 된다. 감귤류의 과즙은 변을 무르게 하고, 사과의 과즙은 변을 굳히는 경향이 있으므로 설사를 할 때는 사과 과즙을 주는 것도 좋다. 젖이나 물을 별로 먹지 않는 경우에는 곧 병원으로 간다.

구토가 심할 때는 수분을 주어도 좋다. 당분간은 아무 것도 주지 말고 위를 쉬게 한 다음, 미지근한 물을 주고 괜찮으면 30분 간격 정도로 조금씩 양을 늘려간다.

어린이 감기에서 주의해야 할 점은 2차감염을 일으키기 쉽다는 것이다. 기관지염, 중이염 등 이외에도 때에 따라 수막염을 일으키는 경우도 있다. 6개월 미만의 갓난아기는 유난히 2차감염을 일으키기 쉬우며, 중증이 되는 경우도 적지 않다.

기침을 잘 하는 아이들의 3가지 유형

첫째, 기침을 잘 하는 아이의 특징은 하얀 얼굴을 가지고 있으면서, 새벽에 기침을 주로 하고, 컹컹 울리는 쇳소리가 나는 기침을 한다. 이때는 폐가 많이 건조해졌다는 신호로 '사백산'이라는 처방을 응용하면 빨리 호전된다.

둘째, 활동할 때는 별로 기침을 안 하다가 밤에 기침이 심해지는 경우이다. 한방에서는 폐나 신장에 물 기운이 부족한 음허, 먹은 음식이 잘 소화되지 못하는 식적이 몸에 영향을 미쳐서 나타나는 것으로 본다. 이 두 가지 증상은 밤에 심해진다는 특징이다.

셋째, 기침이 2주를 넘기고 한두 달이 지나도 낫지 않는 경우로 아이, 어른 모두 자주 나타난다. 기침을 하기 전에 목이 간질간질하면서 기침이 나온다. 폐의 진액이 말라붙고 인후가 건조해진 때문이다.

너무 잦은 감기, 면역력을 높여라

어린이라고 해도 5~6세가 되었고 지금까지 몇 번이나 감기에 걸린 적이 있는 아이라면 약국에서 산 감기약을 복용해도 좋다. 이것은 부모가 어느 정도 어린이의 체질을 알고 있기 때문이다.

그러나 너무 자주 감기를 앓는다면 문제가 될 수 있다. 즉, 어린이가 1년에 평균 5~8회 정도 감기에 걸리는 것은 성장과정에서 자연스러운 현상이다. 하지만 감기 걸리는 횟수가 그 이상이거나 감기에 걸려 있는 기간과 그렇지 않은 기간에 구분이 없을 정도로 늘 감기에 걸려 있는 아이라면, 그때그때 나타나는 감기 증상에만 신경을 쓸 것이 아니라 면역력을 높여주고 호흡기의 기능을 강화시켜 주는 치료가 필요하다.

감기의 증상은 여러 가지인데, 기침을 하면서 감기가 오더라도 찬 기운에 문제가 와서 감기가 왔는지, 오장육부의 문제로 인해 왔는지를 따져서 치료를 하는 게, 한의학의 특징이다. 똑같이 추운 데서 뛰어 놀아도 유독 혼자 감기에 걸리는 아이들은 찬 기운에 상한 것이 원인이다. 하지만 오장육부가 약해 면역력이 약한 것도 원인이므로, 이 면역력을 향상시켜 주지 않으면 아무리 감기약을 먹어도 그때 뿐이고, 일 년 내내 감기를 달고 사는 아이가 된다.

일 년 내내 감기를 달고 사는 아이들을 보면 밥을 잘 안 먹는 아이일 경우가 많다. 이때는 '도씨보중익기탕'이라는 처방이 잘 듣는다. 도씨보중익기탕의 '보중익기'는 위장·소장·대장의 기능을 좋게 하여 기를 올려주어서 병을 낫게 한다는 뜻이다. 평소 음식을 먹고 잘 소화시켜야 인체를 구성하는 뼈도 만들고, 세포도 만들 수 있다. 그런데 소화시켜서 나온 영양물질이 부족하면 당연히 면역기능이 떨어지고, 감기에 잘 걸리는 체질이 되는 것이다. 이때 밥을 잘먹게 하고 기를 북돋워주는 한약을 쓰면 감기 증상만 호전되는 것이 아니라 아이가 밥을 잘 먹고, 건강해지게 된다.

얕잡아보면 안 되는 노인 감기

　일반적으로 인간의 몸은 25세 무렵부터 노화되기 시작한다고 본다. 일단 노화가 시작되면 가속도가 붙어 진행된다.

　노화가 진행된 노인에게 있어 감기는 결코 얕잡아보면 안 되는 질병이다. 저항력이 떨어지고 있기 때문에 감기가 걸리기 쉬운 데다가 한번 걸리면 증상이 심해지는 경향이 있다. 노인의 감기는 어린이 이상으로 주의를 요하는 질병인 것이다.

폐렴, 기관지염으로 진행되는지 살펴라

　노인의 감기에서 가장 주의해야 할 것은 폐렴과 기관지염이다. 호흡기도 노화되고 있으므로, 감기에 걸리면 상기도에 멈추지 않고 하기도로 진행되기 쉽기 때문이다. 폐렴, 기관지염 이외에도 기관지 천식, 기관지 확장증, 폐기종 등도 합병률이 높은 질환들이다.

　노년이 되면 만성병을 가지고 있는 경우가 많은데, 지병이 있거나 감기에 걸리면 이들 질병이 악화되거나 폐렴 합병증이 오기 쉽다. 폐렴만큼 중한 증상에는 기침이나 가래가 많기 마련이고, 감기 증후군에서도 두통, 요통, 사지의 관절이나 근육의 통증, 전신의 나른함이 동반된다. 이를 완전히 치료하기 어려운 경향이 있고, 특히 기침과 가래가 겨울내내 계속되는 경우도 있다. 이처럼 노인의 감기는 본래 중한 경향이 있다.

너무 안정만 취해도 체력 약화

　그렇다고 안정만 하면 좋을까? 그렇지 않다. 안정만 취하는 것이 나쁜 결과를 부를 수도 있어 문제가 된다. 노인은 본래 다리와 허리가 약하므로 절대안정이 오래 계속되면 감기는 나아도 허리와 다리가 더 약해질 수 있다. 무리해도 나쁘지만, 너무 안정을 취해도 폐의 기능이 약해진다.

　따라서 감기의 증상이 심할 때는 어쩔 수 없더라도 침상 위에서 일을 전부 마치려고는 하지 않아야 한다. 세수나 화장실 등 쉬운 일은 자신이 스스로 걸어가서 하는 등 체력 약화에 주의한다. 이때 병실은 충분히 따뜻하게 하고 가습기를 사용해 습도를 맞춘다. 특히 노인은 다리와 허리가 차가워지기 쉬우므로 발 끝을 따뜻하게 해준다. 식사는 저지방, 고단백질, 고비타민으로 소화가 잘 되는 것을 조금씩 먹도록 한다.

여기서 잠깐

호흡기 건강에 좋은 오과차

　호흡기를 보하는 약차로 은행이나 대추, 밤, 생강 등을 넣어 푹 달이는 오과차를 권한다. 감기에 자주 걸리거나 기침이 오래 갈 때 마시면 좋다.

　은행 15개, 호두 10개, 대추 7개, 생밤 7개, 생강 1쪽을 넣고 적당량의 물을 부어 푹 끓인다. 여러 재료의 성분이 충분히 우러나도록 끓여서 마신다. 그냥 마시기 힘들면 꿀, 흑설탕을 타서 마셔도 된다.

겨울 감기가 2주 이상 갈 때는…

감기가 겨울에 유행하는 것은 왜일까? 추위 즉 한사가 침입하면 몸의 조화가 깨지면서 면역력이 떨어져 감기에 걸리기 쉽다. 추위에 의해 호흡기 점막의 저항력이 떨어지는 것도 영향을 미친다.

겨울에 감기가 유행하는 또 하나의 중요한 원인은 환기상태이다. 추워지면 우선 창을 완전히 닫는 일이 많아진다. 난방이 들어온 방에 많이모이게 되는 것은 먼지이다. 만약 여기에 감기가 든 사람이 한 명이라도 있다면, 완전히 막혀 있는 방안에 감기 바이러스가 가득 차고 만다. 바이러스는 온도가 낮은 겨울에 오래 생존할 수 있다.

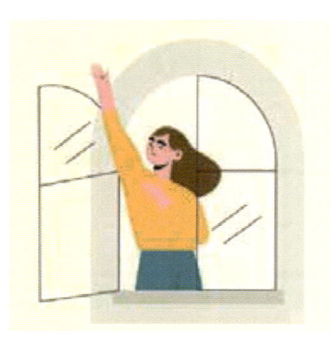

겨울철의 공기가 건조한 것도 무관

하지 않다. 건조한 공기는 호흡기 점막의 저항력을 떨어뜨리고, 반대로 바이러스를 오래 생존시키는 환경을 만든다.

따라서 겨울감기에 걸리지 않으려면 위와 반대의 생활환경을 유지한다. 우선은 춥더라도 실내 공기를 적절하게 환기시키는 것이다. 또한 적절한 습도를 유지하도록 한다.

만약 감기약을 먹어도 기침 등 증상이 오래 갈 때는 주의해야 한다. 보통은 양약만 먹어도 감기증상이 호전되는 경우가 많지만, 가끔은 한 달 넘게 기침 등 감기증상이 오래가는 경우가 있다.

감기의 증상에는 두통, 오한, 근육통, 발열, 기침, 콧물 등이 있는데 이미 이런 증상으로 2주가 넘은 감기들은 대부분 위의 증상들은 사라지고 기침만 남은 경우가 많다. 감기 초기에 양약을 먹었는데도 불구하고 2주 이상 기침 증상이 계속되는 경우 한방에서는 '풍조'로 본다. 한약으로 치료하더라도 최소 15일 이상 치료해야 한다. 대부분 한약을 먹는 도중에 증상이 많이 호전되지만, 완치를 위해서는 심하면 한 달 넘게 치료해야 하는 경우도 종종 있다. 이때는 녹용을 처방해 호흡기를 튼튼하게 만들어 준다.

기침을 치료하는 대증처방으로 양약을 계속 복용하다가 폐가 더욱 건조해지면 기침이 낫지 않고 오히려 심해지 수 있다. 이때 한약으로 치료하면 더 이상 진행되지 않고 낫는다.

한방에서의 감기 치료

악화된 감기에는 한방약이 좋다

한방약은 임산부에게도 안심하고 사용할 수 있고, 졸음이 오는 등의 염려가 없다. 특히 초기 감기가 악화된 때에는 매우 효과가 좋다.

효과적인 치료를 위해서는 현재 나타나고 있는 증상만이 아니라 자신의 체력이나 체질에 맞는 처방을 받아 복용하는 것이다.

초기 감기에 사용하는 한방약

① 체력이 중간 정도이면서 위장이 나빠지면, 대체로 갈근탕이 사용된다. 특히 열, 어깨결림, 두통 등이 있을 때 효과가 좋다.

② 허약체질인 사람에게는 계지탕이 좋은 처방이다. 현기증이 있을 때에 좋다.

여기서 잠깐

초기 감기에 좋은 가정요법

초기 감기에 가정에서 손쉽게 할 수 있는 방법으로는 생강꿀차가 있다. 생강을 깨끗이 씻어 동전 두께로 저며 썬 다음 주전자에 저민 생강과 물을 넣고 중간불에 1시간 정도 푹 끓인다. 생강물이 뜨거울 때 꿀을 적당량 섞어 자기 전에 3~4잔을 마시고, 약간의 땀을 내면서 따뜻하게 잠을 자도록 한다.

기침을 참기 어려운 경우에는 은행을 껍질째 볶은 후 살살 비벼서 껍질을 제거하고 하루 저녁에 5~6알 정도 먹고 자면 효과가 있다. 그러나 은행은 많이 먹으면 설사를 하는 등 소량의 독성이 있으므로 많은 양은 피한다.

③ 체력이 있는 사람에게는 마황탕을 처방한다. 오한, 발열, 사지의 관절통이 있을 때 잘 듣는다.

④ 위장 증상이 강하게 나타나는 감기에는 소시호탕이나 시호계지탕을 쓴다.

⑤ 맑은 콧물이 심할 때는 소청룡탕을 사용한다. 특히 위 근처에서 졸졸 물소리가 나는 사람에게 잘 듣는다.

⑥ 목이 심하게 아플 때는 필용방감길탕이 잘 듣는다.

감기가 악화되었을 때

① 체력이 매우 약한 사람이나 어린이 감기가 악화되면 소건중탕이 좋다. 특히 평소 편식을 하거나 두통, 설사가 있을 때 효과가 있다.

② 기침이 심할 때는 맥문동탕, 마행감석탕이 사용된다. 맥문동탕은 심한 기침감기나 가래가 나오지 않을 때, 마행감석탕은 새벽에 기침을 하고 가래가 나올 때 효과가 있다.

이것만 지켜도 감기 걱정 없다

감기를 예방하려면 감염통로를 차단하는 것이 제일 중요하다. 외부세균이나 바이러스가 우리 몸에 침입하는 통로인 손, 입, 코를 늘 청결히 해야 한다.

감기에 잘 걸리는 주된 이유 중 하나가 바로 위생불량이다. 흔히 화장실 사용 후 비누로 손을 씻는 것은 습관이 되어 잘하지만 사용 전에도 씻어주면 더욱 좋다. 양치질은 식사 후, 잠자리에 들기 전에 빠트리지 않고 한다.

외출 후 집에 돌아오면 비누로 손을 깨끗이 씻고, 양치질 후에는 물을 머금고 입 속까지 헹군다. 특히 감기가 유행할 때는 미지근한 물 1컵에 소금 1스

> **여기서 잠깐**
>
> ## 체온 올리면 면역력이 높아진다
>
> 면역력을 올리기 위해서는 몸을 따뜻하게 해야 한다. 체온 자체가 면역력이기 때문이다. 몸의 온도가 1도 올라가면 면역력이 5배 증진되고, 1도 낮아지면 30%의 면역력이 떨어진다.
> - 마스크나 스카프 등으로 찬 기운이 직접 호흡기에 노출되지 않게 한다.
> - 간단한 겉옷을 준비해 아침, 저녁으로 걸치고 낮에는 벗는 방법으로 몸의 온도변화를 줄인다.
> - 몸의 온도를 올리는 방법으로 운동, 반신욕이 효과적이다.
> - 한의원에서 하는 뜸, 좌훈, 온습포, 적외선치료, 탄소광치료 등의 방법도 몸의 온도를 올려서 면역기능을 높이는 효과가 있다.

푼을 녹여 입을 행구면 감기예방에 도움이 된다. 코 속을 생리식염수로 행구거나 주사기를 이용해 코 속으로 식염수를 주입하는 것도 쉽고 편한 방법이다.

① 평소 적절한 영양을 섭취하고
정신적, 육체적 피로를 피하는 것이 중요하다.

② 매일 가벼운 맨손체조를 5~10분 정도 반복하거나 규칙적으로 운동을 한다.

③ 생활환경을 지나치게 덥거나 차게 하지 말고, 적절한 습도유지에 주의한다.

④ 감기나 독감이 유행할 경우 사람이 많이 모이는 곳(백화점, 영화관 등)은 되도록 피하는 것이 좋고 외출 후 꼭 손을 깨끗이 씻는다.

⑤ 추운 겨울에는 체온 유지에 주의해 차가운 날씨에 지나치게 노출되지 않도록 한다. 마스크나 목도리를 하면 감기 예방에 도움이 된다.

⑥ 평소 냉수마찰이나 건포마찰 등을 꾸준히 하면 피부가 건강해져서 온도변화에 대한 적응력이 높아지므로 감기예방에 좋다.

⑦ 감기에 자주 걸리는 사람은 환절기가 가까워지면 자신의 체질과 증상에 맞는 한약으로 저항력을 길러주면 좋다.

감기를 예방하는 처방, 삼복첩

동병하치 원리에 따른 직접적인 감기예방 처방

양방에서는 감기, 독감의 원인을 바이러스로 본다. 이 바이러스의 종류가 매우 많고 변이가 빠르고 심하다. 감기를 근본적으로 없애기 어려운 이유이다.

한방에서도 감기바이러스를 직접 퇴치하는 약은 없지만, 한방의 관점은 바이러스가 아닌 인체의 면역력과 자연치유력을 중요시한다. 직접적인 감기 예방법으로는 한방 전래의 처방인 '삼복첩'을 붙여주면 좋다. 감기 바이러스 자체를 없애지는 못하지만, 바이러스가 침입해도 이겨낼 수 있는 능력을 미리 키워놓는 방법이다.

삼복첩은 겨울 병을 여름에 치료하는 동병하치(冬病夏治)의 원리에 따라 겨울병인 감기, 비염. 편도염, 기관지염, 천식 등 호흡기 질환을 예방하기 위해 매년 여름 초복, 중복, 말복 등 삼복더위 때에 붙이는 처방이다. 즉, 양기가 왕성할 때 약 10일 간격으로 1회씩, 총 3회 붙인다. 보통 삼복첩은 여름철마다 연속 3회, 3년간 삼복더위에 3회 시행한다.

경혈에 붙여서 폐를 튼튼하게

 삼복첩에 들어가는 한약재는 양기를 도와주는 생강, 백개자, 현호색, 세신 등이다. 이 한약재를 고약 형태로 만들어 밴드나 거즈에 적당량(0.5g 정도)을 얇게 발라 가슴, 등에 있는 경혈에 붙인다. 폐의 기운을 강화시키는 대추, 폐수, 심수, 격수 등의 호흡기 관련 경혈이 그것이다. 피부에 가벼운 화끈거림이 나타나는 2~4시간 후에 떼어낸다.

꼭 여름 삼복에 붙여야 효과가 있을까?

 삼복첩을 꼭 여름 삼복에 붙여야 효과가 있을까? 꼭 그렇지만은 않다. 삼복첩을 여름에 붙이는 게 30% 정도 더 효과적이다. 하지만 여름이 아니더라도 봄, 가을, 겨울 어느 계절에 붙여도 감기예방 효과를 기대할 수 있다.
 평소 감기에 잘 걸리는 어린이나 수험생, 노약자가 있다면 여름에 삼복첩을 붙이면 좋고, 그렇지 못했다면 지금이라도 붙이면 감기에 걸리는 횟수가 줄고, 감기가 와도 가볍게 지나가게 된다.

실제로 보건복지부에서 저소득층 자녀를 대상으로 한 '삼복첩 드림스타트' 사업 후의 만족도 조사에서 감기에 걸린 횟수가 절반 정도로 줄고, 감기의 지속기간도 절반 정도로 짧아졌다.(2011년)

양방에서 늦가을에 독감예방접종을 하듯이 한방의 '삼복첩'을 붙이면

여기서 잠깐

감기를 예방하는 한약

건강을 지키는 최선은 병이 나기 전에 다스리는 치미병(治未病)이다. 가을, 겨울에는 보온에 신경 써서 심한 일교차를 극복하는 것이 건강관리의 큰 화두이다.

감기 예방을 위한 한방처방으로는 아이들의 경우 '귀룡탕'이라고 해서 당귀와 녹용이 주재료인 보약을 가을, 겨울철에 먹이면 면역력을 높여 겨울철 호흡기 질환 예방에 도움이 된다.

연세 드신 어르신들은 '보중익기탕'에 녹용을 가미한 처방으로 면역력을 기르면 독감, 감기, 폐렴, 천식 등 호흡기 질환과 고혈압, 중풍 등 심혈관계 질환 예방에 좋다. 전반적인 건강증진에 도움이 된다.

감기, 비염, 편도염, 기관지염, 천식 등의 호흡기 질환을 멀리하는 겨울철을 보낼 수 있다.

08 기침 잡기

기침에 대한 한의학의 표현은 해수에서 찾아볼 수 있다. 해수(咳嗽)는 해(咳)와 수(嗽)로 나뉘는데 해(咳)는 기침 소리만 있고 가래증상이 없는 경우로 폐기(肺氣)가 손상된 것으로 볼 수 있다.

기침과 가래가 주증상인 해수

 기침에 대한 한의학의 표현은 해수에서 찾아볼 수 있다. 해수(咳嗽)는 해(咳)와 수(嗽)로 나뉘는데 해(咳)는 기침 소리만 있고 가래증상이 없는 경우로 폐기(肺氣)가 손상된 것으로 볼 수 있다. 반면 수(嗽)는 기침 소리보다는 가래증상이 심한 경우로 비(脾)나 위가 습해져서 나타나는 증상이다. 해수(咳嗽)가 동시에 나타난다면 기침 가래 증상이 모두 나타나는 것으로 폐(肺)와 비(脾)가 동시에 손상된 것이다.
 다시 요약하자면 해수는 기침과 가래가 주요 증상이 되는 질환이다. 기침과 가래의 형상과 성질, 동반되는 증상으로 구별해서 치료한다. 현대의학적으로는 기관지염과 유사하다고 할 수 있다.

해수의 종류

한성해수

한성해수(寒性咳嗽)란 오한, 발열을 수반하면서 기침을 하고 기침을 하면 가슴이 죄이고 목소리가 쉬는 경우를 말하며 삼소음이 잘 듣는다.

열성해수

열성해수(熱性咳嗽)는 열에 상하여 기침을 하며 입이 마르고 목이 쉬며 번열하고 신열이 나고 객혈이 나오는 증상을 말한다. 이런 경우에 잘 듣는 처방으로 진사익원산이 있다.

허성해수

허성해수(虛性咳嗽)는 모든 허증을 수반하면서 생기는 기침이며 육미지황탕 또는 육군자탕으로 치료한다.

실성해수

실성해수(實性咳嗽)는 체하거나 어혈 등에 의해 발생하는 기침이고 이진탕으로 치료한다.

주수구수

기침이 오랫동안 낫지 않고 지속되는 것이 주수구수(酒嗽久嗽). 원인은 폐에 오랫동안 쌓여있는 담 또는 과음 등이다. 따라서 치료는 폐에 쌓여 있는 가래를 없애주는 약물이 주가 된다. 오래 병을 앓게 되면 전체적인 몸의 기운이 저하되므로 폐기(肺氣)나 폐음(肺陰)을 돕는 약물을 동시에 사용한다.

야수

밤에 심한 기침을 야수(夜嗽)라고 하며 몸에 정(精)을 저장하고 진액(津液)을 공급하는 신음(腎陰)이 부족하여 허화(虛火)와 담(痰)이 생기면서 나타난다. 치료는 주로 허화(虛火)를 내려주고 진액(津液)을 보충하는 약물 위주로 치료한다. 육미지황환과 같은 처방이 이용된다.

식적수

이른 새벽에 기침을 많이 하는 경우를 살펴 보면 저녁에 과식을 하고 곧 바로 잠이 드는 경우에 발생하는데 이를 식적수라 한다. 위에 음식이 쌓이는데 이때에 화기가 폐 속에 유입해서 기침이 나는 것이다.

기수

목이 간지러우면서 목에 가래가 있는 것 같고 뱉어도 잘 배출되지 않고 삼켜도 잘 삼켜지지 않는 기침으로 기수(氣嗽)라고 한다. 매핵기라고도 표현하는데 스트레스를 많이 받고 우울한 사람에게 많이 온다.

수험생이나 예민한 여성 등 정신적으로 피로한 사람에게서 주로 나타난다. 치료는 주로 목에 있는 담(痰)를 내리고 뭉쳐진 기(氣)를 풀면서 기침을 가라앉게 한다. 과로를 피하고 적절한 운동과 충분하고 다양한 영양

및 수분섭취를 한다. 정신적 안정을 위하여 명상, 단전호흡, 요가 등으로 심신을 이완시키는 것도 좋은 방법이다.

외감해수

　외부의 환경 특히 차가운 기운에 적응하지 못하여 생기는 것이 외감해수(外感咳嗽)이다. 풍수(風嗽), 한수(寒嗽), 풍한수(風寒嗽)가 여기에 속한다. 풍사(風邪)에 침범되었을 때는 몸이 추우면서 열이 나며 땀이 흐르고 맑은 콧물이 흐르고 코가 막히며 말을 끝맺지 못하고 기침을 한다. 한사(寒邪)에 침범되었을 때는 몸이 추워지며 열이 나며 온몸이 쑤시면서 땀이 흐르지 않으며 찬 바람을 쐬면 기침이 더욱 심해진다.

　외감해수(外感咳嗽)는 발병이 비교적 급하고 병의 과정도 짧으며 춥고 열이 나며 몸이 아픈 특징이 있다. 주로 몸에 들어온 찬 기운을 몰아내기 위하여 따뜻한 약물로 피부의 혈액순환을 돕고 정상적으로 폐기(肺氣)가 운행하도록 도와준다.

소아 해수

　아이들이 기침을 하면 부모는 걱정되는 마음에서 무조건 기침을 멎게 해야 한다고 생각을 하지만 사실 기침은 그 자체로서는 나쁜 것이 아니다. 몸안에 침투한 이물이나 가래를 뱉어 내기 위한 자연스러운 방어 작용인 것이다. 그런데 아이들은 아직 기관이 온전치 못하여 가래를 잘 뱉

> **여기서 잠깐**
>
> ### 해수가 심할 때는…
>
> - 해수 기침이 심한 사람은 항상 가슴 위를 따뜻하게 보호하는 것이 중요하다.
> - 날씨가 쌀쌀할 때는 목도리 등으로 목을 따뜻하게 하도록 한다.
> - 차가운 음식이나 음료를 피한다.
> - 과일도 냉장고에 보관하지 말고 실온에 두어서 너무 차가운 상태로 먹지 않도록 하는 것이 좋다.
> - 특히 생선회는 좋지 않다.

어 내지 못하는 경우도 있고 종종 토하는 경우도 있다. 이럴 때에는 가래를 잘 뱉어 낼 수 있도록 도와 주어야 한다. 기침이 일어나는 원인을 알아내 치료를 해주어야 한다. 기침약을 먹여서 기침을 하지 않으면 원인은 그대로 둔 채 위에 흙을 덮어 놓은 셈이다.

아이들이 해수 증상을 나타내면 충분한 수분 공급을 해주는 것이 중요하다. 하지만 풍사나 한사 등 차가운 기운에 병이 온 만큼 찬 물이나 음식은 피하고 따뜻한 차, 주스 등으로 수분 보충을 해 주도록 한다.

또 식욕이 없는 아이에게 억지로 먹이지 않도록 하고 죽이나 미음 등 가벼운 유동식으로 조금만 먹이도록 한다.

  밤이나 새벽에 기침이 심할 때에는 아이를 엎드려 등을 가볍게 쓰다듬거나 두드려 주도록 한다. 이렇게 하면 분비물이 목으로 넘어가지 않아 기침을 덜 수 있다.

7가지 한방거담제

이진탕

 반하 6g, 진피, 적복령 각 3g, 감초 1.5g에 생강 7쪽과 오매 1개를 가하여 달인 다음 찌꺼기를 없앤 후 뜨거울 때 수시로 복용한다.

 적응증은 폐위의 습담으로 흰색의 많은 객담이 나온다, 가슴 아래가 꽉 찬 듯 답답하다, 속이 메스껍고 구역질이 난다, 어지럽고 가슴이 두근거린다 등의 증상이 있을 때 사용한다.

가미온담탕

 진피, 반하, 복령, 지실, 죽여, 황금, 노근 각 3g, 감초 1.5g, 황련 2.4g, 맥문동 6g에 생강 3쪽과 대추 2개를 넣고 물을 부어 달인다.

 적응증은 소화기(위)에 열감으로 인해서 메스껍고 구역감이 있고, 냉수나 찬 음식을 즐기며, 명치끝이 막힌 듯 하거나 가슴이 답답한 증상을 치료한다.

금수육군전

숙지황 9~15g, 당귀, 반하, 백복령 각 6g, 진피 4.5g, 감초 3g에 생강 3~7쪽을 넣어 달여서, 공복에 따뜻하게 복용한다.

적응증은 폐신의 음이 허하여 습담이 안에서 쌓이기 때문에, 기침을 하고 가래가 많으며, 구역질이 나고 숨이 찬 증상에 사용한다.

복령음

복령 5g, 인삼, 진피 각 3g, 백출 4g, 지실 1.5g, 생강 1g을 물에 달여 따뜻하게 복용한다.

적응증은 상복부가 비하여 괴롭다, 팽만감이 있다, 위부에 진수음이 있다, 특히 물같은 것을 토출한다 등의 증상이 나타날 때, 식욕이 없다, 피로하기 쉽다, 원기가 없다, 식사를 하면 배가 당긴다 등의 비기허의 증후에, 상복부 팽만감, 위부 진수음, 뇨량 감소, 탄산, 구토 등 담음의 증후를 수반할 때 복용한다.

반하백출천마탕

반하 4.5g, 진피, 복령, 백출, 천마 각 3g, 감초 1.5g에 생강 1쪽과 대추 2개를 넣고 물로 달여 복용한다.

적응증은 풍담으로 인한 현운과 두통, 그리고 메스껍고 구토할 때 복용한다.

영감강미신하인탕

　복령, 반하, 행인 각 4g, 오미자 3g, 세신, 건강, 감초 각 2g을 물에 달여 찌꺼기를 제거한 후, 따뜻하게 하여 1일 3회 복용한다.

　적응증은 한담에 의한 해수로 기침을 한다, 호흡이 곤란하다, 희고 묽으며 양이 많은 가래가 나온다, 천명이 있다, 재채기를 한다, 콧물이 난다, 냉하다 등의 증상을 보일 때 복용한다.

청금강화탕

　진피, 행인 각 4.5g, 적복령, 반하, 길경, 패모, 전호, 괄루인, 황금, 석고 각 3g, 지각 2.4g, 감초 0.9g에 생강 3쪽을 가하여, 물로 달여서 공복에 복용한다.

　적응증은 폐기능이 위축과 화울로 인하여 기침하고, 숨이 가쁘고, 가래는 적으나 누렇고 끈적끈적하며, 목구멍이 답답하고, 얼굴색은 붉으며 구갈이 있는 등의 증상을 보일 때 복용한다.

도움이 되는 건강차

생강차

생강차는 따뜻한 성질을 가지고 있어 신진대사를 촉진한다. 구토, 기침, 두통에 널리 쓰이고, 복통, 요통에도 좋다. 특히 기침하면서 손발이 차거나 찬 음식을 먹으면 설사하는 사람이 마시면 몸이 따뜻해진다. 깨끗이 씻은 생강 20g, 대추 5개를 넣어 물을 부어 달인다. 대추를 같이 넣는 것은 과다한 발산작용으로 체내의 전해질 부족을 보충해 기침을 빨리 다스리면서도 몸에 무리가 가지 않도록 하기 위한 것이다.

오미자차

오미자는 폐를 보호하고 기침을 멎게 하는 작용이 있다. 가슴이 답답하면서 기침이 날 때, 만성기관지염으로 기침이 자주 날 때 쓰면 기침도 멎고 몸도 보할 수 있다. 목소리가 가라앉을 때도 좋다.

오미자는 여름철에 갈증이 날 때 음료수 대용으로 사용하는데, 아미노산이 수렴작용을 해주기 때문이다. 오미자 20~30g을 물에 달여 하루 2~3번에 나누어 끼니 뒤에 먹는다. 또는 오미자 100g에 더운 물 1리터를 부어 10시간 이상 우린 물을 30ml씩, 하루 3번 마셔도 좋다.

귤피차

귤껍질은 '진피'라고 해서 기운을 잘 순환시키는 한약재이다. 그래서 몸을 덜 움직이는 현대인에게 적합하고 호흡기능과 소화력을 향상시키므로 기침과 감기에 널리 쓰인다. 깨끗하게 건조한 귤피 10g가량을 물 400㎖ 부어 30분 정도 달여 마신다.

살구차

살구씨는 한약명으로 '행인'이라고 하는데 주요 성분은 '아미그달린' 물질로 기관지의 염증을 제거하며 기침을 멎게 한다. 살구씨 12g과 감초 8g을 물에 달여서 하루에 2~3회 나누어서 복용한다. 감초를 함께 복용하면 목의 통증을 완화하고 진해 작용을 더 좋다.

은행차

은행을 하루 10개 정도 구워서 먹거나, 볶은 은행 10g을 달여서 마시면 기침에 효과가 있다. 특히 오래된 기침에 효과를 본다.

매실차

기침뿐만 아니라 재치기, 딸꾹질에도 효과가 좋다. 말린 매실 씨 5개를 갈아서 뜨거운 물을 부어 하루 3회 마신다.

도라지차

도라지는 한약명으로 '길경'이라고 하는데 진해, 거담의 효능이 뛰어나다. 율무 역시 거담의 효과가 있다. 도라지 20g, 율무 30g을 물 400㎖에 달이고 절반 양 정도로 졸여지면 꿀 10g을 타서 하루 3회 나누어 복용한다. 급성기관지염으로 가래가 섞인 기침에 뛰어난 효과를 볼 수 있다.

상백피차

뽕나무의 뿌리껍질을 한방에서는 '상백피'라고 한다. 기침이 심해 숨이 차고 가래가 끓어오를 때 상백피차가 효과가 있다. 소변이 시원치 않은 사람에게는 더 효과적이다. 상백피 12g을 단독으로 또는 행인을 같은 양을 넣어서 물에 달여서 3회 나누어 복용한다. 꿀을 타서 먹어도 된다.

모과차

모과 한 개를 4쪽으로 잘라 4~5mm 두께로 썰어서 물 700~900cc로 달여 분홍빛 모과물이 되면 설탕을 넣어 먹는다. 기침에 특효가 있다.

맥문동차

열이 화끈화끈 오르면서 기침이 나고 목이 마르고 가래가 낄 때 좋다. 하루 3~18g을 달여서 3회로 나누어 먹는다.

09 미리미리 폐 건강법

일상생활을 하면서 미처 생각하지 못했던 행동 중에는 폐를 망치는 습관들이 있다. 이런 습관을 바꿔 미리미리 폐를 건강하게 만들면 기관지도 건강해진다.

폐가 좋아하는 습도와 온도

폐는 상기도와 하기도로 구분한다. 상기도는 우리가 감기에 걸릴 때 주증상이 나타나는 목 주위를 말하고, 하기도는 목 아래부분으로 공기가 통하는 폐내의 통로들을 말한다. 그래서 감기를 의학적으로 급성 상기도 감염이라고 부른다.

기도에 이물질이나 먼지가 들어오면 정상적인 자정작용의 일환으로 기침을 하게 된다. 만약에 기도 내 정상 근육층에 있는 섬모들이 그 기능을 제대로 못하면, 이물질이 기도 내로 들어오더라도 기침을 못해 흡입된 이물질이 그대로 폐에 축적되어 병을 만들어 내는 것이다.

기침과 마찬가지로 가래도 폐내에 만들어진 노폐물이 배출되는 한 형태이므로 어느정도는 정상적인 자정작용이다. 그러나 가래가 기도내의 조직의 비정상적인 파괴로 인해 배출 능력을 상실하면 폐 안에 그대로 쌓이고, 결국 병원체의 증식에 좋은 환경을 제공하게 된다.

평상시에 폐내의 공기는 어느 정도 습도를 유지하고 있다. 만약 건조한 공기나 뜨거운 공기가 코를 통해 들어오면 들어오는 과정에서 자동적으로 습도가 조절되고 온도 또한 적당하게 조절이 된다. 그러나 그 정도에 한계가 있다.

수분대사에 문제가 없다면 평소 물을 많이 마시는 것이 폐의 습도를 유지하는 데 도움이 된다. 물은 식도를 통해 들어가 기도와는 다른 길을 통해, 폐내에 분포되어 있는 모세혈관의 모세관 현상에 의해 폐내로 습기를 보내준다. 이때 폐는 찬 것을 싫어하는 성질이 있으므로 차가운 물보다는 미지근한 물이 폐에는 도움이 된다.

실내의 공기오염을 줄여라

실내공기오염이 실외공기오염보다 때로는 더 심각성을 내포하고 있다는 사실은 많은 연구결과가 말해준다. 대도시를 떠나 이른바 전원생활을 한다고 해도 많은 사람들이 실내공기오염의 심각성을 모르기 때문에 도시생활과 다를 바 없이 오염에 노출될 수 있다.

실내공기오염원을 제거하려면 어떻게 해야 할까? 하나씩 살펴보기로 한다.

전기제품, 전기난방으로 바꿔라

실내공기 오염의 주원인은 첫째, 겨울철 난방시설로 인한 독한 가스. 집안, 특히 지하실은 환기가 되지 않으니 가스, 먼지가 가득찬다. 가스 오븐, 가스난로, 벽에 붙여 쓰는 프로판 가스 히터, 중앙가스 난방처럼 가스를 사용하는 환경이 문제가 된다. 이런 가스기구가 많은 곳에서 일할 수록 근육통, 우울증, 신경정신 증상, 기관지염 등이 많다.

가스가 탈 때 푸른 빛이 나면 완전연소가 되는 것이지만 빨간 빛이나 분홍빛이 섞이면 불완전연소가 되면서 '하이드로 카본'이라는 유독가스가 나는 것이다. 이 가스는 원래 냄새도, 색깔도 없지만 새어나오는 것을 알게 하기 위해 '메찌르 메르캅탄'이라는 화학약품을 넣은 것이다. 이 메찌르 메르캅탄 또한 연소하면서 인체에 해를 끼친다. 이런 유해물질은 호흡기를 통해 혈액 내로 흡수되어 축농증, 코감기, 기관지염 등을 부른다.

가스가 아닌 기름, 석유, 석탄, 연탄, 나무를 사용하는 난로 등 제품이 집안, 작업장 등에 있을 때도 만성질환이 우려된다. 때문에 어떤 연료를 쓰더라도 집안에 이런 시설이 있을 때는 연통을 아주 높게 만들어서 환기가 잘 되게 해야 한다. 가스난방보다는 스팀난방, 전기난방, 온수난방이 낫고, 가스 제품보다는 전기제품이 해가 적다.

카펫을 없애라

카펫은 여러 가지로 해가 많다. 카펫을 빨 때 쓰이는 포름알데히드는 발암물질이며 건조된 후에도 카펫에 남아 호흡기를 통해 기관지로 들어가면 염증, 천식을 일으키는 것이다.

카펫을 깔기 전에 바닥에 까는 부착제 위도 곰팡이의 온상이 된다. 카펫은 되도록 치우고 우리식 장판이 좋다. 굳이 카펫을 쓴다면 자주 세탁할 수 있는 자연섬유로 된 러그를 사용하는 것이 좋다.

화학섬유를 자연섬유로 바꿔라

담요나 이불, 침대 매트리스, 베개, 옷(특히 속옷, 양말), 커튼, 소파 등을 명주, 무명 등 자연섬유로 하는 것이 좋다. 소파도 모직, 천보다는 가죽이 낫다.

각종 화학 스프레이를 적게 써라

살균제, 방취제, 세제, 왁스 등을 적게 사용하고 대신 물로 깨끗이 닦거나 천연염료로 만든 것을 이용한다. 대부분의 세제에는 '크로록스'라는 독성물질이 있지만 세탁기가 하는 빨래는 완전히 헹구어내지 못한다. 빨래는 세탁기에서 세탁한 후 물에 다시 한번 헹궈서(가능하면 24시간 담가 둔다) 성분이 빠져나오게 한 후 햇빛에 말리는 것이 좋다.

드라이 클리닝을 한 옷은 하루, 이틀 바깥에 널어 놓았다가 입는 것이 좋다.

알레르기를 일으키는 집먼지진드기를 없애려면 침구류는 60도 이상의 물로 30분 이상 세탁하는 것이 좋고, 두꺼운 천으로 만든 장난감, 애완동물은 피한다.

금연하라

집안공기를 오염시키는 중요한 요인으로 담배연기를 빼놓을 수 없다. 대표적으로 폐암, 폐기종을 일으키는 직·간접 흡연의 피해는 두말할 필요가 없을 것이다.

여러 가지 유해가스, 먼지를 환기시키는 가장 좋은 방법은 문을 활짝 열어놓는 것인데, 도시에서는 오히려 오염된 공기가 들어오므로 공기정

화기를 사용하는 것을 고려해 본다.

곰팡이를 없애라

　실내와 실외를 막론하고 햇빛이 잘 들지 않고 어둡고 침침한 곳이면 어김없이 곰팡이가 서식한다. 곰팡이는 음식물을 통해서 또는 공기 중에 날아다니며 호흡할 때 인체에 들어와 병을 만든다.

　곰팡이의 종류에 따라 병명이 달라지는데 문제는 한번 곰팡이가 생기면 완전히 제거하기 어렵다는 것이다. 곰팡이는 식초, 포름알데히드를 써도 부분만 죽고 뿌리는 죽지 않아 3개월 후면 다시 살아난다.

　곰팡이는 겨울철을 제외한 기간에는 대기 중에 존재한다. 습기와 그늘만 있으면 어디에서나 증식한다. 이 곰팡이들은 여러 가지 독소를 뽑아낸

> **여기서 잠깐**
>
> ### 집안 곰팡이를 없애려면
>
> - 욕실이나 세면대, 조리대, 카펫 밑바닥, 냉장고 물받이, 부엌 개수대, 실내의 화분과 주변을 잘 청소해야 한다.
> - 옷장은 자주 열어놓고 신발, 옷, 책장의 책도 가끔 햇빛에 말린다. 햇빛 속에 있는 자외선은 강력한 살균제이다.
> - 가습기를 너무 오래 틀면 방안 습도가 높아진다. 곰팡이 제거제를 뿌려 곰팡이가 생기지 않게 관리한다.

다. 한 예로 '아플라톡신'은 간암, 간경변을 일으킨다. 또 혈관벽을 뚫고 들어가 신체 각 부분에 염증을 일으키며 알레르기, 기관지, 폐 심지어는 뇌까지 손상시킬 수 있다.

가장 좋은 살균, 살충제는 바로 햇빛과 신선한 공기이다. 실외공기오염이 심하지 않은 지역이면 항상 창문을 열어두는 것이 좋다. 저지대에 위치해 환기, 채광이 잘 되지 않는 집은 곰팡이가 잘 번식한다. 때문에 집은 언덕에 위치해 배수가 잘 되고 집 가까이에 햇빛, 공기유통을 막는 큰 나무가 없어야 한다. 집을 구입할 때는 동남향에 창문이 많고 햇빛이 잘 들어와 공기순환이 잘 되는 곳이 좋다. 특히 침실은 밤낮으로 공기가 잘 통하고 햇빛이 충분히 들어와야 한다.

담배만은 반드시 NO NO NO

담배는 혈관을 수축시켜 손끝, 발끝까지 혈액순환이 되지 않게 하며 폐를 더럽게 하며 위산과다를 일으킨다. 술 마실 때 담배를 함께 피우면 니코틴 때문에 간이 알콜을 분해하지 못해 숙취가 생겨 속이 쓰리고 머리가 아프며 나른해지는 현상이 나타난다.

담배연기 속에는 16종류 이상의 발암물질 또는 발암촉진물질이 함유되어 있다. 담배의 독성물질 가스중독의 원흉인 일산화탄소, 맹독성인 시아산 가스, 질산화합물, 니코틴 등이 들어 있다.

이 중에서도 대표적인 독성물질이 니코틴 알카로이드와 타르.니코틴의 성인 치사량은 60mg 정도이다. 길이 70mm 담배 1개비 중에 20~25mg의 니코틴이 들어 있으며 이 담배를 45mm만큼 태울 때 흡수하는 니코틴 양은 간헐 흡연일 때 2.38mg(60cc/초)에서 6.15mg(60cc/초가 되고 연속 흡연일 때는 3.29mg(5cc/초)에서 9.90(60cc/초)가 되며 속도가 빠를수록 흡수량도 많아진다.

  타르는 파이프라든가 담뱃대, 애연가의 이, 손가락 끝, 손톱 등을 노랗게 물들이는 성분이다. 그 양은 담배의 길이, 필터의 종류, 흡연 때의 연소 조건에 따라 다르다. 문제는 타르가 발암의 원인이라는 것이다. 필터가 달리지 않은 담배를 흡연할 때 입안에 들어온 연기는 1㎤에 약 50억 개의 타르 미립자가 함유되어 있다.

  이는 심한 대기오염 지역의 10만 개와 비교하면 월등하게 많다. 또한 대기의 오염이라면 자동차 배기가스를 연상하게 되는데, 사실은 일산화탄소가 공기 중에 120ppm만 있어도 문제가 되는데 담배연기 속에는 무려 42,000ppm이나 된다.

  그리고 자동차 배기가스에는 없고 담배연기에만 있는 시안화 수소는 10ppm만 있어도 위험한데, 담배연기에는 1,600ppm이나 들어 있다. 이밖에 아크로레인, 페놀, 벤조피렌에 의해 여러 가지 탄화 수소 등은 그 자체가 직접 발암물질이거나 2차적으로 다른 요인과 작용해 암을 발생시킨다고 한다.

흡연이 부르는 질병

  담배가 건강에 미치는 위험성을 크게 나누면 순환기계병, 호흡기계 병 그리고 암이다. 질환으로는 동맥경화, 심근경색, 협심증, 뇌경색, 버거씨병, 식도암, 위암, 간암, 췌장암, 대장암, 방광암, 후두암, 인두암, 폐암,

구강암, 자궁암, 백혈병, 폐기종, 만성 기관지염, 천식, 위궤양, 십이지장 궤양, 시력장해 등등을 생기게 하거나 악화시킨다.

동맥경화, 심장마비

담배를 피우면 처음에는 맥박의 속도가 느리지만, 점차로 증가되고 혈압이 상승된다. 따라서 동맥경화로 이어지며, 또한 일산화탄소가 혈액속에 다량 들어와 심장이 가스중독 상태가 되어 심장마비를 유발시킨다. 때문에 심장병 환자가 담배를 피우는 것은 자살행위와도 같다. 또한 말초혈관 수축으로 특히 손발에 피부온도가 2~3도 내려가며, 혈액순환을 방해한다.

또한 혈중의 HDL(혈액속의 콜레스테롤을 빼내는 작용을 한다) 수준을 떨어뜨리고, 혈청의 중성지방을 상승시켜 심장병과 말초혈관계의 질병 위험에 높아진다.

천식

호흡기 점막에 자극을 주어 천식을 유발시킨다. 정상적인 기관지에는 원래 섬모가 있어 정화작용을 한다. 그러나 흡연함으로서 가래가 많이 생기고 세균감염에 대한 방어 능력이 저하하여 만성 기관지염 등 호흡기 질환이 잘 생긴다. 또 폐포에 산소 공급이 잘 되지 않아서 저산소 혈증이 생길 뿐 아니라 기도의 내면을 화농시켜서 기도의 내부가 두터워지기 때문에 자연히 좁아져서 공기가 폐에서 나올 때 장애를 받아 숨쉬는 데 고통을 받는다. 이러한 기관지염에 의해서 폐기종이 발생되기도 한다. 흡연이 폐포대식세포에서 과산화수소의 발생을 늘려 폐기종을 유발하기 쉽고, 항단백질 분해효소가 부족해지면 폐가 상할 수 있다.

담배 1개비를 피우면 몸속의 비타민 C가 25mg 정도 소모된다는 연구 결과도 있다. 결국 애연가는 비타민 결핍증으로 피로, 권태, 신경통, 우울증 등으로 고생하기 쉽다.

빈혈과 수명

흡연이 빈혈과 수명에도 영향을 준다는 것이 여러 보고에서 밝혀지고 있다. 담배를 끊으면 5년 이내에 계속해서 흡연하는 사람의 2분의 1로 사망률이 떨어지고, 담배를 계속 피운 지 15년 후에는 담배를 피우지 않는 사람보다 무려 3배 정도의 사망률을 나타낸다고 한다.

위장병, 암

니코틴은 맹독성 물질로서 자율신경을 마비시켜 식욕부진, 소화불량을 유발시킨다. 또한 위벽을 자극하여 위궤양을 악화시켜 위암의 전초기지를 만든다. 여러 가지 암과도 흡연은 깊은 관련이 깊다.

흡연이 가족에게 미치는 영향

흡연 남편이 아내에게 미치는 영향

임신 중인 아내 뱃속 태아의 뇌 기능에 무서운 영향을 끼치는 것은 두

여기서 잠깐

간접흡연의 위험성

 담배 연기에는 담배를 피워서 들이 마시는 흰 연기가 있고 담배를 빨지 않고 그냥 손에 쥐고 있거나 들고 있는 상태에서 나오는 파란 연기가 있다.

 2가지 연기 중 파란 연기는 흰 연기에 비해 유해성분의 함량이 훨씬 많아 타르와 니코틴이 2~3배, 암모니아는 50배, 발암물질은 수배 내지 백배 정도가 된다고 한다.

 담배를 입으로 빨 때는 온도가 900℃ 가량이고 가만 놓아두면 온도가 훨씬 낮다. 이 연기는 눈을 쓰리게 하고, 시간이 오래 걸리면 시력을 손상시키고, 콘택트렌즈를 착용한 사람에게는 안질이 생길 수 있다. 또 코와 인후가 자극되어 눈물, 가려움, 후두염, 목쉰소리, 기타 알레르기 반응으로 고통을 겪는다.

 또 흡연자 자신도 구강흡연으로는 불과 몇 %밖에 체내에 흡수되지 않지만, 폐장 흡연으로 95% 정도나 흡수되어 폐장흡연은 더욱 무서운 일이다.

말할 필요가 없다.

또 흡연가의 아내는 담배를 피우지 않는 남편을 둔 경우보다 심장병에 걸릴 확률은 2.5배이고, 폐암에 걸릴 확률은 3.4배나 높다고 한다. 자기는 담배를 피우지 않는데 옆 사람이 피우는 담배 연기를 들여 마셔서 담배해독이 생기는 것을 간접흡연이다. 나라에 따라서는 담배 연기가 옆사람에게 해를 끼치는 것을 처벌할 수 있도록 법으로 정한 곳도 있다.

흡연모의 태아와 신생아

흡연의 해독은 남자에 비해 다를 것이 없으나 태아나 유아에 미치는 영향이 문제가 된다.

흡연에 의해 태아의 맥박수가 증가하고, 1일 6~8개비의 담배를 피우는 100ml의 모유 속에는 개구리 한 마리를 죽일 만한 니코틴이 들어 있다고 한다. 또한 산모의 간접흡연도 크게 문제시되고 직접 흡연은 말할 나위가 없다.

담배를 피우는 부모의 자녀들

담배를 피우는 부모를 둔 어린이의 경우 그렇지 않은 어린이에 비해 폐기능의 발달이 늦어진다.

부모가 담배를 피우는 가정의 어린이에게는 천식이 더 많고, 기관지염, 폐렴과 같은 호흡기 질환에 걸리는 비율이 5배나 더 높다.

금연하라, 금연하라, 금연하라

단연법을 택하라

담배를 끊을 때 양을 줄여 가며 끊으려고 한다면 실패한다. 금연하기로 작정한 날로부터 5일간만 담배를 입에 대지 않으면 된다.

금연 결심은 널리 알려라

가족, 친지, 동료들에게 널리 금연의 결심을 알리고 성공할 수 있도록 도움을 요청한다.

물을 마셔라

타르와 니코틴을 체내에서 배출시켜야 하므로 물을 꼭 마셔야 한다. 물의 양은 건강한 사람에게는 하루 1리터 정도면 된다. 마시는 방법은 하루 4번 정도로 나누어 마신다.

셀러리 생즙도 금연에 도움이 되는데 셀러리즙 300㎖를 하루 두 번 정도에 나눠 마신다. 셀러리에 풍부한 유기나트륨이 니코틴과 함께 인체에 있는 일산화탄소도 배출시켜 머리 속을 맑게 해주고, 담배 생각을 물리치는 데 도움이 된다.

운동하라

체내의 세포에 축적된 담배의 유해물질을 빼내야 한다. 운동으로 땀을 흘리든지 목욕으로 땀을 흘리면 도움이 된다. 그러나 더 좋은 방법은 땀이 나도록 운동을 한 후 냉수 또는 온수마찰로 땀을 씻어내는 것이다.

심호흡을 자주 하라

심호흡은 폐나 혈액 속에 충분한 산소를 공급해 주며 유독가스를 배출시킨다. 담배 생각이 날 때마다 반복해서 심호흡을 한다.

과일과 과일주스를 마셔라

비타민 C는 인체에 꼭 필요하므로 금연을 할 때는 보통 때의 5배 이상 먹어야 한다. 과일의 이뇨제가 체내에 축적된 니코틴을 소변으로 씻어 내린다.

술과 커피는 피하라

담배를 끊을 때까지 5일만이라도 술과 커피를 피하는 것이 좋다.

음식은 채소 위주로 먹어라

담배를 끊는 5일 동안은 가급적 육류를 피하고 채소 위주로 담백한 식사를 하는 것이 도움이 된다.

과식 피하고 식사 후에는 자리를 옮겨라

식사 후에 제일 먼저 담배를 피우고 싶은 때이므로 꼭 자리를 옮기고 바쁜 시간을 보내야 한다.

5일만 조심하면 된다. 5일 성공했다면 1차적으로 금연에 성공한 셈이다. 그 후에 계속 조심하여 3개월을 넘기면 된다. 담배를 끊을 때까지는 위의 방법을 계속하는 것이 좋다.

감기에서 천식까지
© 정주화 2024

발 행	1쇄 2024년 5월 10일
지 은 이	정주화

펴 낸 곳	겨리
전 화	070. 8627. 0672
팩 스	0505. 273. 0672
원고투고	gyeori_books@naver.com
신고번호	제2013-000009호

파본은 구입하신 서점이나 본사에서 바꾸어 드립니다.